新任期
保健師でも
できる！

おもしろ
健康教育の
つくり方

著

伊藤純子
静岡県立大学看護学部／一般社団法人おもしろ健康教育研究所

高橋佐和子
神奈川県立保健福祉大学／一般社団法人おもしろ健康教育研究所

医学書院

新任期保健師でもできる！おもしろ健康教育のつくり方

発　行　2024年2月1日　第1版第1刷©

著　者　伊藤純子・高橋佐和子

発行者　株式会社　医学書院

　　　　代表取締役　金原　俊

　　　　〒113-8719　東京都文京区本郷1-28-23

　　　　電話　03-3817-5600（社内案内）

印刷・製本　アイワード

ISBN978-4-260-05352-5

目次

第 **2** 章

健康教育の組み立て方が，分かりません！————**25**

第 3 章

緊張して，うまく話せません！ ————47

自分に自信を持たせて　48

聞きやすく魅力的な話し方をする　53

せっかく作った媒体を見てもらえません！ ―――― 61

会場の静けさが，こわいです！ ―――― 75

第 **6** 章

健康教育にも新しい波が押し寄せています！――― **101**

おわりに

健康教育はみんなで楽しくするもの ————119

表紙・本文デザイン：株式会社 明昌堂
人物イラスト：えびす堂

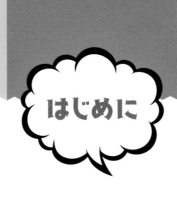

はじめに

健康教育に自信が持てない
新人さんのために

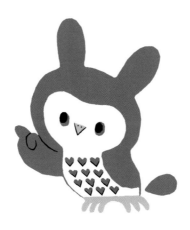

ようこそ, 「おもしろ健康教育®」の世界へ

はじめまして。私たちは「おもしろ健康教育研究所」と申します。どうぞ, 気軽に「おもけん」と呼んでください。

私たちは, 健康教育をいかにおもしろくするか, をテーマに研究活動を行なっています。その成果を, 『保健師ジャーナル』の 2020 年 4 月号から 2021 年 12 月号までの 18 回の連載を通じて紹介してきました。本書は, その連載を基に, あらためて健康教育の企画・準備・実施のプロセスに応じて再構成し, 健康教育をよりおもしろくするための理論やポイント, テクニックを紹介します。

これらは, 健康教育に限らず, さまざまな企画立案や資料作り, 会議の進め方などにも応用できますので, 健康教育を担当していない方にも参考になると思います。

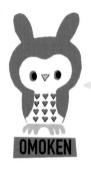

OMOKEN

ようこそ, おもしろ健康教育ワールドへ！
これから健康教育をよりおもしろくするための理論や
ポイント, テクニックを紹介していきますね！

おもけんの自己紹介

私たち「おもけん」はその名のとおり, 見て楽しい, 参加して良かったと思える健康教育（おもしろ健康教育®）をモットーに, 2011 年から全国各地で健康教育を実施しています。2018 年には一般社団法人化しました。「おもけん」には, 公式 SNS アカウントもありますので, ぜひアクセスしてみてください。読者の皆さんと交流できたらうれしいです。

研究所では, 大学教員, 行政書士, お寺の住職, 町の写真屋さん, 子育て中のママなど, 多様なメンバーが活躍しています。一般的に健康教育は保健医療の専門家が行うイメージがありますが, 健康づくりはヘルスプロモーション, 主役は住民だという思いを共有する仲間です。「三人寄れば文殊の知恵」とい

う言葉がありますが，多様性があるチームは課題解決力が高いことを実感しています。何より，みんなでワイワイ活動するのは楽しいですよね！

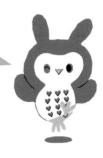

おもけんのホームページページと
Facebook のアカウントはこちらから！

ホームページ
(https://www.omoken-works.com/)

Facebook
(https://www.facebook.
com/omoken5209/)

先輩たちに認めてもらえる「いい健康教育」とは

　保健師の業務，特に新任期は緊張することや思うようにいかないことだらけ，自信を無くして落ち込むことも多いでしょう。「私って保健師に向いてないのかな，辞めようかな……」なんて，悩んでいる人もいるかもしれませんね。

　そんな新任期保健師にとって健康教育は，苦手意識やプレッシャーを感じやすい業務活動です。まず，大人数の前で話すことに慣れていません。時間をかけて指導案を作り，先輩から何度もダメ出しされ，たくさん練習して臨んだのに，当日は緊張でセリフを忘れる，段取りをまちがえる，喉はカラカラ，シャツは汗でびしょびしょ……なんてこともあります。

　かといって，ミスなくお話しできれば，いい健康教育というわけでもありません。スムーズに話ができたのに，参加者や先輩保健師の評価はいまいち……何がいけなかったのか分からず，困惑することもあります。そんな健康教育の難しさの洗礼を，新任期保健師なら誰もが受けます。保健師を目指す学生も，人前で話すことに苦手意識があり，健康教育実習に消極的なことが増えてきました。「集団健康教育をしなくても，個別支援をたくさんすればいいのでは？個別支援の方が効果も高いのではないですか？」という学生もいます。

　集団健康教育はなぜ必要なのでしょうか。そして，先輩たちに認めてもらえる「いい健康教育」とは何でしょうか。この 2 つが本書全体を通じた大きなテーマです。

　また，各章では，健康教育を取り巻く新任期保健師の悩みや課題を「健康教育あるある」として取り上げながら，対応策の提案をしていきます。健康教育に必要な理論，「おもけん」の活動から得た経験知に基づいて解説します。

保健師に向いていないのではなく，「今はまだ」できないだけ

　健康教育も含め，「自分には保健師は向いていないんじゃないか……」なんて，もやもやしている人もたくさんいるでしょう。でも安心してください。それはあなたに才能がないのではなく，「今はまだ」できないだけです。経験と学びを積み重ねることによって，必ずいい健康教育ができるようになります。

　皆さんが，「先輩保健師にほめてもらえるようなおもしろい健康教育を作ってみたい！」「保健師の仕事はおもしろい！」そんなやる気で胸がいっぱいになるよう，本書を通じて全力で応援できればと思います。

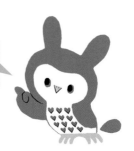

> 一緒に悩んで大きくなろう！
> 明けない夜はないのだ。

●「おもしろ健康教育®」を学ぼう

おもしろくない健康教育は「時間泥棒」です

　「おもしろ健康教育®」の定義はシンプルです。「参加しておもしろかった」「ためになった」と感じること。**こちらが必要だと思うことをどんなに訴えても，参加者に聞いてもらえなければ時間のむだ**です。それどころか参加者は，次の機会の案内があっても，行きたくないと思ってしまうかもしれません。参加者の心をつかめなければ，健康教育は時間泥棒，保健師の自己満足に終わってしまいます。健康に興味がない人（無関心層）に，どうしたら耳を傾けてもらえるかを考え抜いた成果が「おもしろ健康教育®」です。

「おもしろ健康教育®」の工夫が本書にも

　皆さんは，本や雑誌をどんな風に読んでいますか。1 ページ目から読む「真面目タイプ」，目次から関心のある項目を選んで読む「効率重視タイプ」，パラパラめくってなんとなく気になる項目を読む「ひらめきタイプ」。どの読み方でも，おもしろくないと思われて，読み飛ばされたらそのページは無かったことと同じになります。

　そこで，本書の基となった雑誌連載では，そのページを読者が見つけてくれ

る工夫を重視しました。パラパラとページをめくったときに目をとめてもらえるよう（アイキャッチ），イケメンキャラクターのイラストを目立つように入れました。**また，業務の合間にさっと読めるようストーリー仕立てにしました。** 専門誌ではあまり前例がなかったことのようですが，慣れない環境で奮闘している新任期保健師の皆さんを応援したい，少しでも和んでほしい，という思いを大切に企画しました。

ストーリーと登場人物のご紹介

　本書もこの「おもけん」スタイルで進めます。このストーリーの舞台と登場人物を紹介します。

ストーリー展開

　舞台は，ある地方都市，高羽市役所健康増進課。主人公は若手保健師で入職2年目の「小林 健（こばやし けん）」保健師と，彼の上司の「長原 康弘（ながはら やすひろ）」課長補佐です。

　保健師として働きはじめてから2年目となり，少し自信のついてきた小林君。ある日，健康教育の企画と実施を任されることになります。やる気はあるけど少々おっとり，人前に出ると緊張してしまう小林君が，クールでかっこいい先輩保健師，長原さんに支えられながら少しずつ成長していきます。

　各章，新任期保健師の素朴な疑問や「あるある」をテーマにしています。悩みながらも先輩にほめられるような，いい健康教育をしたいとがんばる小林君の成長を，皆さんも長原さんと一緒に温かく見守ってください。

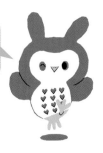

小林君と一緒に，学んでいこう！

登場人物紹介

小林 健（こばやし・けん）
保健師2年目

- 人と接することが好き。失敗もあるけど同僚や住民さんに励まされ楽しく奮闘中。
- おっとりしているけど，やると決めたらやり抜く粘り強い性格。やや涙もろい一面も。
- 好きな食べ物はごはんと肉じゃがとポテトサラダ。先輩から「糖質取りすぎ」と叱られる。

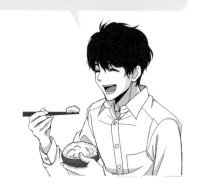

マイペースなので，健診などのバタバタした場面で慌ててしまって，落ち込むことも多いです。でも，保健師の仕事は好きなので，がんばりたいと思います。

長原 康弘（ながはら・やすひろ）
課長補佐

- 高羽市役所健康増進部門の出世頭で，キレッキレのベテラン保健師。仕事には厳しいが，住民を見守る眼差しは優しい。ご年配や子育て層にファンが多い。
- プライベートは謎に包まれている。
- 筋トレで鍛えた胸板をタイトなスーツにねじ込む。お昼は毎日，自作のお弁当。
- 最近はあまり現場に登板しないが，健康教育の腕は鈍っていない。

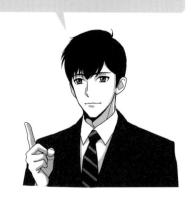

最近は管理的な業務が多く，小林君の指導は楽しく励みになっています。一方で，どう伝えれば，やる気や気づきを引き出して学びや成長を促せるのかなど，管理職ならではの悩みもあります。小林君と共に，自分自身も学んでいきたいと思います。

小林

人前に出ると緊張して，うまくお話しできないんですよね。

そうだね。でも先輩たちも最初からうまくやれたわけ
じゃないから大丈夫。肩の力を抜いてやってみよう。

長原

「おもしろ健康教育®」を学んでいく上でのポイント

まとめとして，「おもしろ健康教育®」を学ぶ上でのポイントを示します。

1. ベテラン保健師にほめてもらえる「いい健康教育」を目指そう。
2. 能力がないのではなく，「今」できないだけ。できる力をつけよう。
3. 心に届かない健康教育は自己満足。関心を持ってもらえる健康教育をデザインしよう。

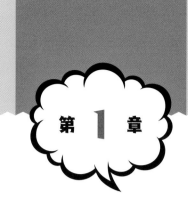

第 1 章

先輩からダメ出しされました「何を伝えたいのか，分からないよ？」

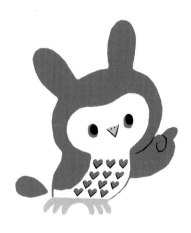

● 記憶に残りやすいように，組み立てよう

小林

今日はつかえずに話せましたよ。

シナリオどおりスムーズだったね。

長原

予定どおり話せた自信はあります。

あとは，参加者さんがそれを覚えていてくださるか
だけど（笑）。

そうなんです，記憶に残らなかったら意味ないですね。
……しょぼん。

　「参加者の前でつまずかずに話ができた」とうれしそうな小林君。人前で落ち着いて話ができるようになることは，新任期保健師にとって大きな関門クリアです。でも，ベテラン保健師の長原さんは，もう1つステップアップを期待している様子。それは，参加者の記憶に残すための工夫です。

　人の記憶は時間の経過とともに急速に失われます。話を聞いて20分後に42％，1時間後に56％，1週間後には77％，1カ月後には79％が忘れられてしまうんです（エビングハウスの忘却曲線）。せっかく皆さんが一生懸命に話をしても，1カ月後にはその8割が忘れられてしまうことに！ それでもしぶとく最後まで残る記憶は，そのまま長期にわたって記憶されることも分かっています。ですから，伝えたいことがたくさんあってもグッとこらえ，最後まで「これだけはどうしても記憶に残って欲しい！」という大切なことを選び抜いた上で，強くアピールする作戦が必要です。私たちが「おもしろ健康教育®」を始めた理由でもあります。

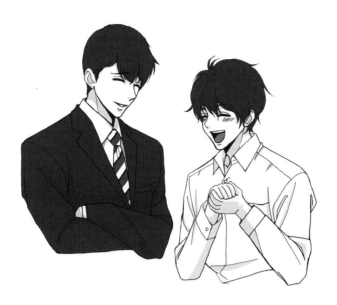

「おもしろい健康教育＝お笑いコント」ではありません

　「記憶に残るおもしろい健康教育とは？」小林君はさっそく研究を始めたようです。

はいはいどうも〜！ 高羽市期待の新人，小林です！
なんでやねん！

小林君，今度はどうしたの？

おもしろさを漫才から学ぼうと思って
動画サイト見てました。

そうかー，でも健康教育は漫才じゃないからなあぁ。

　あっさりと却下になった「漫才健康教育」ですが，人を笑わせるセンスも，保健師には強い武器です。優れた保健師は，話していておもしろい人が多いと感じています。対象者とのコミュニケーションや関係機関との調整などが業務の大半を占める保健師ですから，調整ごとや交渉の中で当意即妙な切り返しや場の雰囲気を和ませるユーモアは強みになります。

ではなぜ，長原さんは小林君の試みを却下したのでしょう。その理由は，小林君の中で手段と目的が入れ替わってしまっていたからです。漫才やお笑いは人を笑わせることそのものが目的ですが，健康教育の目的はあくまでヘルスリテラシーの向上と行動変容です。私たちは「おもしろ健康教育®」を提案していますが，決してお笑い芸人を目指してほしいわけではありません。笑いやユーモアは目的ではなく手段です。健康教育の企画・実践・評価，どの段階でも健康教育の目的から外れていないか点検する癖をつけましょう。

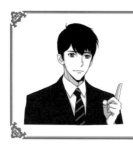

迷った時には，健康教育の目的と，
保健師の役割に立ち返ろう。

「理論」と「感情」の2方向から攻める！ 精緻化見込みモデルとは

　健康教育は，望ましい健康行動を取るための支援ですが，その効果を確実なものにするための理論やモデルが複数研究されています。ここでは，健康教育をできるだけ対象者の記憶に残す戦略として「精緻化見込みモデル」（ELM：Elaboration Likelihood Model）を提案します。精緻化見込みモデルは，対象者が納得できる説得の筋道を示したモデルです。

　精緻化見込みモデルによるアプローチをざっくり説明すると，理屈で攻める「論理的関与」と，気持ちに訴える「感情的関与」の2つがあります。

理屈で攻める！（論理的関与）

ポイントは明確でシンプルな論旨

　論理的関与のポイントは，簡潔明瞭で誰にでも分かりやすい理屈であること。主張を明確にし，優先順位の低い情報は思い切って削ぎ落としましょう。話の筋が明確でシンプルなほど話は分かりやすくなり，分かることがおもしろさにつながります。

論旨が明確でシンプルか，
徹底的にチェックしてね！

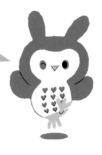

フレームの活用もおすすめ

　具体的な方法が分からない場合には，フレームを活用するとすっきりします。「起承転結（きしょうてんけつ）」や「序破急（じょはきゅう）」を教えられた方も多いと思いますが，個人的には少し分かりにくいなと思っていました。そこでおもけんでは，ビジネス分野で活用されている「PREP（プレップ）法」を使っています。

　PREPとは効果的なプレゼンテーションの枠組みである，「Point，Reason，Example，Point of view」の略です。まず最初に，結論（Point）をズバッと示した後，その根拠（Reason）を簡潔に説明します。次に，主張する内容の理解を助ける具体例（Example）を示し，最後に再度ポイントを確認して印象づけます（Point of view）。

P：Point プレゼンの要点，結論
R：Reason ポイントについて述べる理由
E：Example 具体例
P：Point of view 最初に示した要点の再確認

　それでは，健康教育をPREPに落としてみましょう。まず，最初に示す「今日の健康教育でこれだけは，必ず覚えて帰って欲しい」というポイントメッセージを1つだけ決めましょう。どなたにも分かりやすく，簡潔でインパクトのある言葉が理想です。

　続いて，今日なぜその話をする必要があると考えたのかを説明します。データや図表，科学的な根拠，実験結果なども取り入れてじっくりと説明します。

　次いで，具体例を示すのですが，健康教育の場合は「望ましい健康行動の例」や「実際に取り組んで成功した例」などになります。参加者と同じような健康課題を持つ人の経験や成果を紹介することで，話の説得力をさらに高めます。このアプローチは，代表的な健康行動理論でも説明できます。「自己効力感（self-efficacy）」では「代理的説得」，「健康信念モデル（health belief model）」では「脅威の例」に相当します。身近な例やイメージを促すことで自信を持たせ，やる気を高めます。最後に，冒頭で示したポイントメッセージを再度示し，内容全体をざっくりおさらいして終了します。

　ポイントメッセージは，PREP法ではプレゼンの前後2回が一般的ですが，「おもしろ健康教育®」では，前・中・後の3回は押さえるよう提案しています。健康教育はビジネス分野とは異なり，参加者の理解の程度に幅があります。「くどいかな」と思うくらい，繰り返しポイントメッセージを伝えるのが良いと思います。

　また，ポイントメッセージを強調する工夫としては，媒体がパワーポイント

の場合は話の最初と最後に同じスライドを出す，紙媒体の場合は健康教育中はホワイトボードなど見やすい場所に大きく掲示しておくなどができるでしょう。

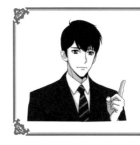

論理的アプローチのコツはすっきり，シンプル。
ムダな言葉や内容をそぎ落として簡潔明快にしよう。

気持ちに訴える（感情的関与）

「健康でいたい」という欲求を刺激しよう

感情的関与は対象者の心情に訴えかけるアプローチです。「参加者の心を動かすもの」をなるべく多く，具体的に把握することが成功のコツです。参加者が大切にしている人や物，ライフイベントや人間関係などです。これらは健康でいたいという動機づけの源です。

可能であれば参加者に事前アンケートやインタビューによる情報収集をおすすめします。そして，健康教育の中に健康でいたいという欲求を刺激する仕掛けを積極的に盛り込んでいきましょう。

健康教育も「終わり良ければ全て良し」なのです

健康教育の終盤，まとめのシーンも，感情的関与のアプローチの成功を左右する大切な場面です。「終わり良ければ，全て良し」ということわざがありますが，実はちゃんと科学的な根拠があるのをご存知でしょうか。2002年にノーベル経済学賞を受賞した行動経済学のダニエル・カールマン博士は，人は体験を「peak」（最良または最悪の場面）と，「end」（どのような終わり方をしたか）の2点から判断しているという「ピークエンドの法則（peak-end-rule）」を提唱しています。健康教育の設計も，いかに最後を締めるかが評価を分かつのです。

「おもしろ健康教育®」は，全体的に明るく楽しく展開しますが，最後はシリアスに真剣なメッセージを送ります。保健師としてスタートしたばかりの頃はクールにふるまうことがカッコよく，看護職は感情を出さない方がいいと思っていたこともありました。ですが，看護学では看護者自身も支援ツールの1つであると考えます。感情的関与という支援においては，保健師も舞台装置の一部になってこそプロなのです。自分の感情を出すのが苦手な人も最後だけは，「ちょっとオーバーかな」というくらい，気持ちを込めて参加者の健康を心から願っていることを熱くストレートに伝えてください。

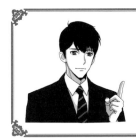

参加者の気持ちを動かすのは，保健師の心のこもった言葉や行動です。
クールなあなたもカッコいいけれど，最後だけは気持ち全開の熱いメッセージを送ろう！

 小林君の学び

その場だけ話を聞いてもらって満足してるだけじゃ，十分じゃなかったんだ。
できるだけ長く記憶に残る作戦を考えなくちゃ。

○ **長原's アドバイス**

1. 理屈＋気持ちの2方向から攻めよう！

・論理的関与のコツは目的を明確に，話の筋をとにかくシンプルに。

・PREP法でストーリーを組み立ててみよう。

・ピークエンドの法則を意識してみよう。

2. 保健師自身も動機づけのツール

・不器用でもいいから，気持ちをストレートに伝えてみよう。
　新人だからこそ，参加者の心を動かせることもある。

● 健康教育にふさわしい保健師の態度とは

 もっと保健師らしくならないと。

保健師らしくって？

 堂々とオーラを出して，ちょっと偉そうな感じで。

保健師って偉そうじゃないとだめなの？

健康教育にもぜひ取り入れたいマインド「顧客志向」

　保健師にとって，禁煙や減塩，運動などは，どなたにもぜひおすすめしたい行動です。

　でも，興味のない人には押し売りにしか思えず，「結構です！」とお断りされても仕方ありません。そんなギャップを乗り越えるためには，ビジネス戦略がとても参考になります。

　その1つが「顧客志向」という考え方です。顧客志向とは，調査によって顧客のニーズをつかみ，そのニーズを満たすことを優先して戦略を立てていくことです。顧客のニーズに沿っていなければサービスや商品は売れません。

　健康教育にも同じことが言えます。健康教育という保健サービスの提供に当たっては，顧客にあたる参加者のニーズをつかみ，そのニーズを充足することを常に頭において活動展開することが効果的です。

　保健師は公的なスタンスで活動をすることが多い仕事ですが，判断の基準は常に対象の利益を考える顧客志向で臨みたいものです。

参加者の様子をモニターしタイムリーに期待に応えよう

　顧客志向は事前準備の段階だけでなく，本番当日にも意識することが大切です。準備してきた内容が参加者のニーズに合っているかをチェックし続けましょう。参加者の期待と離れてしまっているようであれば，計画を変更し，その場で内容を差し替えることも必要になります。新任期の皆さんにとっては少し勇気のいることかもしれませんが，できる限りニーズに応えようとする保健師の対応が参加者の気持ちをグッと引き寄せます。

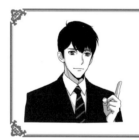

参加者ファーストで，期待に応えて
その場で自分ができる限りの調整に
挑むのがプロです。

○ 長原's アドバイス

1. 健康教育にも顧客志向を取り入れてみて

・対象の関心や求めていることを徹底的に知ろうとする姿勢が大事。

・場合によっては教案がなくても臨機応変に内容を変更できるよう，情報の引き出しを増やそう。

　「理屈」と「感情」の２つから攻める精緻化見込みモデル，そして「顧客志向」で参加者のニーズに沿っているかを常に追求する姿勢の大切さを学んだ新任期保健師の小林君。健康教育がだんだんとおもしろくなり，気がつけば夢中で取り組んでいます。指導を担当する長原さんも，ぐんぐんとレベルアップする小林君に目を細める毎日です。

　さて，保健師は健康教育以外にもさまざまな事業を担っていますが，その全てに共通することは，地域の中で住民が主体的に健康づくり活動に取り組むための支援です。

　住民を主体とした地域活動の展開を目指す場合には，住民に「わが事」として課題を捉えてもらえるよう，住民とともに健康づくりや地域づくりのニーズや課題を明らかにすることから始めて，活動内容を決めていくこともあります。そのような場面で使える，対象者の発想をほぐしてアイデアを引き出す技術，「アイデア創出技法」をぜひ身につけておきましょう。この技法は，健康教育や保健指導に限らず，例えば保健師が事業やイベントを新たに立案する時など，アイデアを出す必要があるさまざまな場面で役立ちます。

　住民主体の活動って習いましたが，実際は難しいですよね。

　うん，保健師が選択肢を示して選んでもらう形が多くなるね。

　もっと柔軟に意見交換ができたらいいのにな。

　よし，それなら創造技法を学んでみようか。

オンリーワンの解決策の発見を後押し「アイデア創出技法」

　最近，看護の学会やイベントなどで，「創造性」という言葉をよく目にするようになりました。創造とは，これまでにない新しいやり方や方法を生み出す

ことです。社会やビジネス分野が抱える諸問題は、原因を追求するだけでは解決しないものも多いため、創造的思考をもって問題解決にあたろうとする取り組みが必然です。看護においても取り扱う問題が非常に複雑化しており、原因追求型の問題解決思考では不十分であると指摘されています。

また、クリティカルパスや標準看護計画の活用は、一定の看護の質を担保できる一方、ケアが画一的になりやすい問題があります。患者さん一人ひとりの個性や特徴に合わせた個別性の高い看護を提供するためには、時と場に適ったケアを生み出せる力が必要であり、看護職の創造性をいかに開発していくかに関心が集まっています。

私たち保健師が行う公衆衛生看護も同じですし、さらに難易度が上がるといっても過言ではありません。地域の健康課題は個別性が高く、臨床看護のような標準的な介入ガイドラインがないからです。これまでその地域になかったやり方を生み出すことで問題解決にあたる保健師こそ、地域ケアの質向上のために創造性を開発するべきです。ぜひ、積極的に創造工学や創造技法を学んでいきましょう。

アイデアを出すための科学的アプローチ「創造工学」

創造というと少し身構えてしまいますが、普段の生活の中にも創造性が必要な場面はたくさんあります。忘れ物をしないためのアイデア、早起きのアイデア、仕事を効率的に片付けるためのハックも創造の一部です。保健師活動では、生活習慣改善のために運動を続けるアイデア、塩分を減らすアイデア、禁煙を継続するためのアイデアといった個別のものから、地区組織活動を活発にするアイデアや新規事業の計画など、アイデアを必要としない場面はないくらいです。もちろん健康教育でもアイデアに豊む方が楽しく効果的になります。

かといって、時間を掛ければ良いアイデアが浮かぶというものでもありません。良いアイデア出しのための方法を科学的に解明しようとする学術分野があります。ナレッジサイエンスや創造工学などです。日本創造学会（http://www.japancreativity.jp/）などの学術団体もあります。看護系だけでなく創造分野の学会に参加してみるのも楽しいですよ。

創造のためのテクニックにはどんな種類があるの？

アメリカの心理学者ギルフォードは、創造的思考を発散的思考と収束的思考の2つに定義しています。発散的思考は自由にいろいろなアイデアを考えるプロセス、収束的思考は出されたアイデアが解決目標に合っているかなどを評価し絞りこむプロセスです。創造のためのテクニックもそれぞれの思考に従い「発散技法」と「収束技法」に大別されます（表1-1）。

アイデアを出すときは、今はどちらのプロセスなのかを意識して取り組むよ

表 1-1	発散技法と収束技法

- **発散技法**：発散的思考を用いて事実やアイデアを出す。
  - 問題把握→関連していそうな要因を洗い出して挙げる。
  - 問題解決→解決のためのアイデアをたくさん出す。

- **収束技法**：発散的思考で出した事実やアイデアをまとめる。

うにすると，進行がスムーズになります。例えば，業務中に保健活動計画や地区組織活動計画をスタッフ同士や住民さんと検討する場はないでしょうか。やる気はあれど「意見が出ない」「言いたい放題で時間ばかりが過ぎて何も決まらない」というのは，うまくいかないあるあるネタです。これは単純に，発散の段階，収束の段階を意識しないために起こる問題ですので，進行役も参加者ともに，今はどの段階かを意識するだけで進行が気持ち良く変わります。

発散技法

発散技法のポイントは，質にこだわらずたくさんのアイデアを出すことです。代表的なテクニックとして，「ブレインストーミング」「破壊ブレスト」「ブレインライティング」「オズボーンのチェックリスト」などがあります。

基本中の基本テクニック「ブレインストーミング」

「ブレインストーミング」とは，1950年頃に実業家で作家のA・オズボーンがアメリカで考案したアイデア発想法です。「ブレスト」と略される，ビジネス分野では定番の手法です。

ブレストの効果は，普通では考えつかないようなアイデアを生み出せることです。複数のグループでアイデアを出し合うことで，他の人のアイデアに刺激を受け，相乗効果が生まれます。ブレストの具体的な進め方は，アイデアプラント* 代表で創造工学者の石井力重氏の解説[1] をおすすめします。

❑ ブレストの4つのルール

ブレストでは以下の4つのルールに基づきアイデアを出します。このルールに則ることで，アイデア出しの質，量ともに増やすことができます。
❶誰かのアイデアの良いところをほめる（すぐに判断せず，批判をしない）
❷できるかどうか分からないアイデアを出す（突飛さを歓迎する）

---

*アイデア創出の支援や，産官学連携で創造性育成ツールの開発等の事業をしてきた企業で，ブレストを楽しみながら体験できるカードゲームなどの製品も製造販売している（https://ideaplant.jp/）。

❸質にこだわらずたくさんアイデアを出す（質より量を優先する）

❹誰かのアイデアをヒントにアイデアを出す（積極的に他の人に便乗していい）

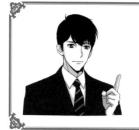

ブレストは評価を気にせず発言できる
雰囲気があるとうまくいくよ。

破壊ブレスト

「アイデアを出したいけど，なかなか頭がやわらかくならない！」という人のために，「破壊ブレスト」も紹介します。普通のブレストでは「どうしたら課題解決できるか」と考えますが，180度反転させ「どうしたら課題解決を阻止できるか」を考えてみるというものです。

本題に入る前のウォーミングアップとしてもおすすめです。

（例）「どうしたら間食をやめられる」ではなく「どうしたら間食を続けられるか」を考えてみる。

・戸棚をいつもお菓子で満たす → （逆転） → 戸棚にお菓子を置かないようにする

・仕事中でも食べやすい → （逆転） → 食べにくい，音が出る，包装が開けにくいお菓子を買うようにする

例のように，一度反転して考えてからもう一度元に戻すことで，自分でもびっくりするようなアイデアが生まれる楽しいテクニックです。

ブレインライティング（4〜6人）

ブレインライティングは，アイデアを書くシートをグループ内で回覧板のように回すという方法です。考え方の基本はブレストと同じですが，発言しなくてもいいので，口下手な人も安心して参加できるという利点があります。

□ブレインライティングの進め方

❶アイデアを書くシートを用意します。既製品もありますが，図1-1のようなマスを任意で作成したり，白紙を折り畳んで線をつけたりしたものでも構いません。

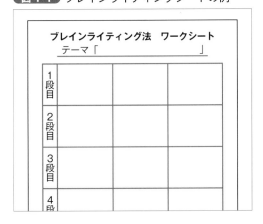

図 1-1 ブレインライティングシートの例

ブレインライティング法　ワークシート
テーマ「　　　　　　　　　　　」

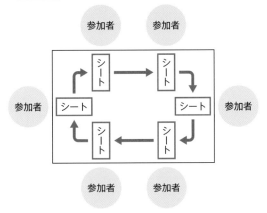

図 1-2 ブレインライティングの進め方

❷配布されたシートの 1 段目に各自でアイデアを書きます。

❸5 分たったら隣の人に渡し，渡された人はシートの 2 段目にアイデアを書きます（図 1-2）。ブレストの基本ルールと同じく，前の人の書いたアイデアに便乗したり，発展させたりしても OK です。

オズボーンのチェックリスト

　オズボーンのチェックリストは，発散技法の中でも強制連想法と呼ばれるものです。あえて 9 つの条件で発想を縛ることで強制的にアイデアをひねり出します。余裕のある時よりも，制約や縛りのある中で苦し紛れに出したアイデアが非常に秀逸だったりしますよね。

　ブレストとの違いは 9 つの質問項目にしたがってアイデアを発想することです（表 1-2）。

　健康課題といった概念的なものより，物（ハード）の発想に向いています。健康教育の媒体や教材，ノベルティを作る時などに活用すると良さそうですね。

表1-2 オズボーンのチェックリストによるアイデア発想の例
「新しいウォーキング方法を考えよう」

条件		条件下での発想の手掛かり	発想に基づく方法案
1	転用	そのままで新用途は，他への使い道は，他分野への適用は	運動 → 地面を踏み固める
2	応用	似たものはないか，何かの真似は，他からヒントを	水泳 → 水中ウォーキング
3	変更	意味，色，働き，音，匂い，様式，型を変える	腕を前後に振る → 腕を上下に動かす
4	拡大	追加，時間，頻度，強度，高さ，長さ，価値，材料，誇張	24時間耐久ウォーキング，集団ウォーキング
5	縮小	減らす，小さく，濃縮，低く，短く，省略，分割	ミニウォーキング（部屋の中を50歩歩く）
6	代用	人を，物を，材料を，素材を，製法を，動力を，場所を	歩いて発電
7	再利用	要素を，型を，配置を，順序を，要因を，ペースを	会議ウォーキング
8	逆転	反転，前後転，左右転，上下転，順番転，役割転換	華やかな舞台でモデルウォーキング
9	結合	ブレンド，合金，ユニットを，目的を，アイデアを	デモ行進　宝探し

収束技法

　収束技法は，たくさんのアイデアを精選，洗練するための方法です。その代表格はなんといっても**KJ法**です。看護学分野でも，KJ法を使った研究が多数発表されています。

質的統合法（KJ法など）

　KJ法の「KJ」とは，開発者である文化人類学者の川喜田二郎氏のイニシャルです。付箋に意見を書いて同じようなものをグループ化するという単純な作業のイメージが浸透していますが，実際には学術的背景や哲学の理解が必要ですし，タイトルづけやまとめ方，作図などに習熟が必要だと言われています。KJ法の基本的な手順を次に示しますが，❸以降が収束技法にあたります。

□ KJ法の基本的な手順

❶テーマを決める

❷ブレインストーミングを実施する

❸データをカード化する

❹内容が本質的に似たカードを集める

❺各カード群にタイトルをつける

❻次々と上位のグループにまとめていく

❼模造紙に作図する

❽作図の発表や文章化をする

発散と収束に分けて会議を進めてみよう！

　それでは，具体的な地域での健康づくり活動にこれらの創造技法をどのように活用していくのか，長原さんが行った，住民主体の健康づくり会議でのファシリテーションを例に見ていきましょう。

1. 保健委員さんとの話し合いに活用

　その日は担当地区の保健委員さんの集まりで，今年度の活動テーマを検討することになっていました。最初に，参加者と，会の目的，スケジュール，そしてこの時間を有意義なものにするための約束ごと（グランドルール）を確認して場の心理的安全性（➡ p.94）を高めます。どんどんと先に進めたくなるところですが，雰囲気が重く，参加者の表情も固い印象です。そこで一呼吸おき，簡単なアイスブレイク（➡ p.82）を入れることにしました。

　参加者の会話が増え，場がほぐれたことを確認して本題に入ります。最初は小グループに分かれてブレインストーミングをしてもらう予定でしたが，これまでの話し合いを見ていると，言いたいことがありそうなのに遠慮をしているのか，参加できていない人がいます。そこで，発言をしなくても良い，ブレインライティングによるアイデア出しを参加者に提案しました。すると効果ばつぐん，会話に入れていなかった人も「○○さんの意見いいね〜！」と周りからたくさん褒められてうれしそうです。ブレインライティングによって，期待以上にたくさんのおもしろいアイデアを出すことができました。ずらりと机に並んだアイデアを眺め，参加者は充実感いっぱいで１回目の会議を終えました。

2. 話し合いを収束させる

　２回目の話し合いでは，１回目に出たアイデアをまとめ，絞って使える形にしていくことを提案します。KJ 法を参考に，それぞれの結果を付箋紙にまとめ，似たような内容のものを集めたり，それらにタイトルをつけたりしながら，少しずつアイデアの塊にしてきます。あっちこっちと作業する中で「ねえ，こうしたらもっとうまくいかない？」「今まで気づかなかったわ」と驚きや発見が広がります。様子を見守っていた長原さんは，「目に見える結果も大事だけど，見えにくいこのプロセスこそが地区組織を育てるんだよね！」と，うれしそうにほほえんでいます。

　アイデアがいくつかにまとまり，ふさわしい名前をつけたところで実行していくアイデアを決めていきます。実現可能性や費用対効果の面から優先順位をつけることも大切ですが，長原さんは保健委員さんができるかぎり納得感を持って，取り組む健康づくり活動を決定することを最優先にし，各アイデアに対する参加者の意見や思いに向き合いながら会を進めていきました。

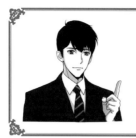

地区組織，住民組織の育成は「プロセス」が大事！
保健師は話し合いのプロセスを豊かにする技術で支援しよう。

みなさん，すっごく楽しそうでした！

モチベーションが高まったね。

地区からの推薦で，あまり乗り気でない方もいて心配でしたが……。

きっかけは何であっても，楽しかったら参加したくなるもの。大丈夫。

○ 長原's アドバイス

住民主体の健康づくりを進める際の強い味方，創造技法を活用しよう

1. 創造技法はプロセスや特性を考えて活用しよう

・アイデアをたくさん出したい → 発散型思考と発散技法

・たくさん出たアイデアをまとめたい → 収束型思考と収束技法

2. 各技法を状況や目的に応じて意識的に使い分けよう

・発散技法：ブレインストーミング，ブレインライティング，オズボーンのチェックリスト

・収束技法：質的統合法（KJ 法など）

📖 文献 ───────────

1）石井力重：使えるアイデアがあふれ出るすごいブレスト．フォレスト出版，2020

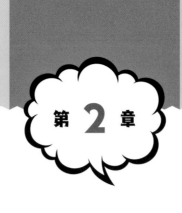

第 2 章

健康教育の組み立て方が，
分かりません！

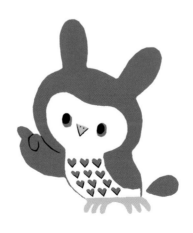

長原

シニアクラブから健康教育の依頼がきたけど，やってみる？

うーん，1人でうまくやれるか自信ないです。

小林

大丈夫，毎年受け入れが良くて雰囲気のいい会場だから。

分かりました。

　小林君は，担当地域のシニアクラブから健康教育の依頼を受けました。シニアクラブから送付された依頼文には，「いつものとおり，血圧のお話をお願いします」と書いてありました。高齢化が進んでいる地区なので，高血圧症の予防は重要な健康課題です。これは介入の良いチャンス！　小林君は，初めて話を聞く方にも分かりやすいよう，高血圧が起こる仕組みや診断の基準，検査方法，治療法，薬の種類，飲み方，日常生活で注意しなくてはいけないこと，血圧の測り方などを漏れなく盛り込んで，指導案を作成しました。

思いがメガ盛り

忙しい中，がんばったね……おっと，これはメガ盛りだな〜

えっ，だめですか？

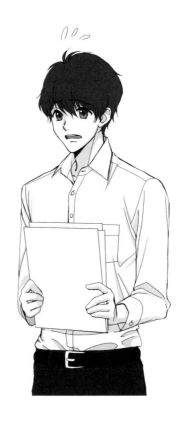

 内容が多すぎて，理解が追いつかなくなりそうだ。

消化不良になっちゃうってことか……しょぼーん。

　小林君は，はりきって計画しましたが，指導案を見た長原さんから「内容が
てんこ盛りで，消化不良になっちゃうかなあ」と言われます。「せっかくがん
ばったのに……」と，しょんぼりする小林君。

　長原さんは，「思い切って内容を絞った方がいい」とアドバイスしてくれま
した。でも，地区で一人暮らしの高齢者の顔が思い浮かぶと心配になり，どれ
も必要なことに思えて削れず，困ってしまいます。

　新任期は「大事なことは全部伝えなきゃ！」というピュアな思いが先走り，
こんな行き違いがよく起こります。住民さんのためという熱い真心は持ったま
ま課題を上手にクリアして前進しましょう！

内容を絞り込まないと消化不良で終わっちゃいます

　思いを込めてがんばったのに，内容が絞れていないと言われた小林君。これは，新任期保健師に「あるある」なネタです。特に，小林君のように熱く，優しく，がんばり屋な人が陥りやすいパターンです。

　「内容が絞れていないよ」と先輩から言われる原因は，対象者のアセスメントと優先順位づけが，まだまだ十分でないからかもしれません。

　高血圧は，保健師課程の学生実習で経験する人も多いポピュラーなテーマです。うまくやれそうと思っていても，現場では，難易度が格段にアップします。学生の時は指導保健師さんが入りやすい地区を選んで根回しをしてくれますし，調査や準備にかけられる時間も十分にあります。しかし，仕事となると他の業務に押され，そうはいきません。日頃から通常業務と並行して地区のニーズや特性をコツコツと把握する地道な「地域診断」と，対象に合ったテーマに絞り込む力が必要になります。

　「絞り込む力」とは具体的にどんなものでしょう。高血圧を例に考えてみましょう。高血圧症の予防に関する情報はたくさんあります。例えば，

- 高血圧の原因，高血圧の症状や種類，最高血圧・最低血圧とは何か
- 高血圧の治療方法，正しい降圧薬の飲み方，食生活の注意点
- 運動療法，血管に負担をかけないための生活の工夫，正しい血圧の測り方

…などなど

　こういったポイントを集めた市販のリーフレットや指導箋を使っている職場も多いと思います。文字や絵にすればたいした量ではないのですが，実際に行動できるレベルまでもっていくとなると，かなり丁寧な関わりが必要になります。

　でも，保健師が使える時間は多くて 30〜60 分。最近では 10〜15 分とごく短時間なこともざらです。ここから導入などを除くと正味は 7 割程度しかありません。ですから，内容はあらかじめ伝えたいことの 70% 程度にしておかなくてはいけません。

　また，対象の聞き取る力，理解する力もありますよね。加齢のため聴力や視力，認知機能の低下を考慮するとさらに 50% 程度，技術が未熟な学生や新任期保健師の場合は 30% 程度と，話したいことを 100% とすると，その 30% くらいに内容を絞っておくのが上手な計画のコツです。

　そういった法則を無視して，言いたいことを言いたい放題して満足してしまうことを，私たちは「自己満足の健康教育」といって戒めています。

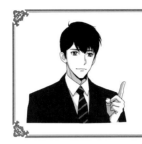

プロの仕事をしているつもりが，
自己満足になっていませんか。
情報の押し売りこそ，
つまらない健康教育の原因ですよ。

やっぱり優先順位が大事

　いくらサービス精神があっても，「知っていることは全部教えたい！」という情報の押し売りは，プロとして品がないとも言えます。おもしろ健康教育研究所の拠点はお茶どころ静岡です。お茶は茶碗になみなみ注がず，8割程度にするのが，品が良いと言われます。健康教育の内容も優雅に絞り込んでエレガントに仕上げてきましょう。

　絞り込みのコツはなんといっても優先順位づけです。用意した内容から，最も優先順位が高いテーマを1つだけ選びましょう。これを学生に指導すると，だいたい「1つなんて無理です！」と口を尖らせます。

　でも，ちょっと想像してみて下さい。ここにから揚げが2皿あります。1つは，食べきれないほどの巨大唐揚げが大量に積み上げられています。隣では作った人が，「これ絶対美味しいから，残さず全部食べてよね！　あなたのためを思って一生懸命作ったんだから！」とぐいぐい圧をかけてきます。もう1皿は，小ぶりなお皿に品よく盛りつけられた唐揚げ。ちょっと物足りないくらいの分量です。作った人は「よかったら食べてみてください。美味しかったらまた来てね」と控えめに言います。

　さて，食べた人が「また食べたい，もっと食べたい，美味しかった」と感じるのは，どちらでしょう。健康教育を聞く人の気持ちも同じだと思います。

　伝えたいことはたくさんあっても，優先順位を決めて内容を絞り目標を設定したほうが，参加者には分かりやすく，保健師が伝えたいことが伝わります。

　潔く絞り込むエレガンス，これが健康教育をグッと魅力的にします。

潔さが，おもしろ健康教育®
のコツ！

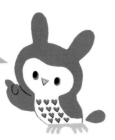

優先順位がつけられないのはリサーチが足りないから

　優先順位は，対象者の年代や地区特性，季節，さらに社会のトレンドや住民さんの身近な関心事なども踏まえて総合的に決めていきます。住民さんのことをよく知っておく，つまりリサーチが大事なのですが，時間と手間が掛かるので依頼が来てからでは間に合いません。

　だからこそ，地区の情報収集は仕事のついでにコツコツと。教科書的には地域診断ですが，あまり大きく考えなくても大丈夫。おすすめは住民さんと積極的にコミュニケーションを取ること。定期的に開催されている場であれば，事前に会場の大きさやレイアウト，参加者の様子，雰囲気などの情報を下見に行くのもいいですね。

　ぜひ職場の「できる」先輩を観察してみてください。情報収集の上手な保健師はおしゃべり上手でもあります。地区へ出れば「保健師さーん」とよく声を掛けられ，雑談をしているように見せつつ，さりげなーく誰も知らない貴重な地域のネタを仕入れていて感心します。

　笑顔を心掛けるなど，声を掛けられやすくすることや，少し意識して地区に出て，住民さんの声に耳を傾ける機会を増やすのもいいですね。例えば電話訪問を家庭訪問に変えてみるとか，メール中心の打ち合わせも，時々対面で設定してみたり。

　優先順位がつけられる，"できる保健師"が持っているのは判断力だけではありません。庁舎外に出る必然性をつくる力，つまり，どんなに忙しくても地域に出ていく時間をやりくりできる高いマネジメント力だと思っています。

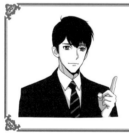

> できる保健師は，理由をつくって地域に出たがる。
> イマイチ保健師は，理由をつくって庁内に引きこもりたがる。

 小林君の学び

答えは住民さんの話の中にあった！

　小林君も，長原さんのすすめで事前に下見に行きました。シニアクラブの会長さんからは，最近，もともと血圧の高かった近所の人が入浴中に脳出血で倒れ，救急搬送されたことを教えてもらいました。血圧が高い一人暮らしの高齢者が多いので，日常生活に不安の声が上がっているという背景もよく分かりました。

そこで小林君は，「高血圧の合併症予防」に焦点を絞ることにしました。動脈硬化が進んだ血管は破れやすいこと，入浴や排泄など具体的に血管に負担がかかる場面を示し，参加者と一緒に予防方法を考える時間を取りました。

会長さんは，事前にわざわざ足を運んでくれた小林君の熱意に感激し，シニアクラブの会員に参加を呼び掛けてくれていたので，会場は満員です。緊張しやすい小林君でしたが，会場の様子が分かっていたこと，あらかじめ会長さんと顔見知りになっていたことで，落ち着いて健康教育を行うことができました。

○ 長原's アドバイス

1. 思い切って内容を絞ろう！
- 情報の押し売りの健康教育はおもしろくない。
- 情報がないと優先順位をつけられない，事前に取材を。

2. できるだけ地域に出よう！
- できる保健師は，外に出て地域の情報をつかむのがうまい。
- 優先順位がつけられる保健師は，時間や業務のマネジメントがうまい。
- 参加者と関係を作っておくと緊張しない。

● 事業の必要性が伝わる評価のコツ

シニアクラブでの健康教育を終えて庁舎に戻り，小林君は長原さんからフィードバックを受けます。

最初は内容を減らしていいのか不安でしたが……。

しっかり理解してもらえた感じ？

はい，いつもより手応えがあった気がします！ 参加者さんからもいっぱい声を掛けられて，満足感あります！

いいね。ところで……健康教育の効果はどのくらいあったのかな？

31

事前に地域の情報を丁寧に把握して内容を絞り込むことで健康教育の質が高まり，達成感を持っていた小林君でしたが，長原さんから「その健康教育には効果があったのか」と聞かれ，動揺してしまいます。感覚的には手応えがあっても，それをうまく表現できません。小林君はこのピンチを乗り切れるのでしょうか。

あなたは普段の評価に納得していますか？

参加者さんの反応に満足していた小林君に，長原さんは「介入の効果はどの程度あったのだろうか」と尋ねます。普段の業務では，おそらく健康教育の開催場所やPRの方法，参加者数などの企画評価，事後アンケートなどの実施評価をされているかと思います。

保健師の介入においては，その効果，つまりアウトカムがいちばん大切であることは言うまでもありませんが，1回の健康教育では介入の効果までは測れません。企画評価のためによく行われる健康教育を実施した直後のアンケートでは，顔見知りの参加者さんの忖度（そんたく）もあって，満点に近い数字がよく出ます（包装効果）[*1]。「これでいいのかなぁ……」と思っていても，数字が高ければ報告書にしたときに見栄えがします。そのため深く掘り下げずに，同じような評価方法を続けたくなりますが，保健師がスキルアップし，活動の質を高めるためには，「その介入に効果はあったのか」と，実践をクリティカル[*2] に問う姿勢が必要です。

実は，率直な評価はあまり聞きたくない気持ちもあって……（笑）。効果について，客観的には評価できていませんでした。

健康教育でも，評価が一番重要。だけど，実際は難しいんだよね。ただ，優れた保健師は，自分の活動を客観的に評価して，それを生かしているよ。

---

*1 **包装効果**とは，過去の個人的経験を基にできた「Aであれば，Bであろう」という思い込みから判断してしまう効果を指します。評価の場面では，「Aさんは熱心な人だから，健康教育も上手だろう」というように，思い込みが正しい評価を邪魔することにつながります。

*2 **クリティカル**とは，大きく分けて「危機的」「批判的」の2つの意味のある言葉です。ここでは，「批判的」という意味で使用しており，先入観にとらわれず，客観的な視点を持つことを指しています。評価の場面では，「これで本当に良かったのか？　もっと良くする方法はないのか？」と問い続ける姿勢がこれに当たります。

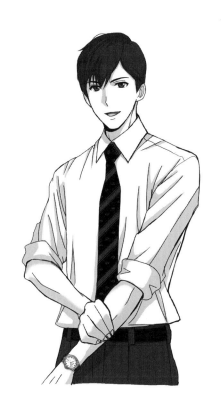

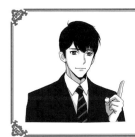

健康教育直後のアンケートや参加者さんの声に頼りすぎないこと。
介入の効果をクリティカルに評価できる力をつけよう。

健康教育の効果は，どう評価する？

　健康教育は，学校教育における数学や英語などの学習成果の評価と，大きく違うところがあります。それは，健康教育の目的が，対象者が望ましい健康行動が取れるよう支援すること，つまり，行動変容にあることです。

　学校の学習成果の評価は，教えた内容についてのテスト結果で確認することができます。テストで高得点であれば，教育した知識が習得されているので，その授業は良い授業であったと評価されます。しかし，健康教育では，たとえ知識を確認するテストで全員が 100 点満点を取ったとしても，良い健康教育だったとは言い切れません。知識の習得だけではなく，対象者の行動変容を確認する必要があるからです。

　そうは言っても，行動変容の測定は，実は非常に時間も手間もかかります。

ある程度の時間が経過した後も行動が継続していることを確認しなければ意味がないですし，行動が効果的になされていたかを確認するためには，血圧や体重などのデータも必要となるからです。そこで，ここでは，行動変容につながりやすくする道筋に注目します。

先に紹介した「精緻化見込みモデル」（➡ p.12）では，行動を取ってもらうためには，理屈から説明する「論理的関与」と，心情に訴えて行動を変えようとする「感情的関与」の2つのアプローチがあるとしています。論理的関与の評価は，知識テストで確認できます。

私たちが提案したいのは，もう1つの「感情的関与」の評価です。「感情的関与」は，対象者の心情に訴えかけるアプローチです。これが効果的に行われていたかを確認する方法として，学習体験を測定し，評価する方法をご紹介します。

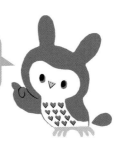

テストで測れるような知識を
提供するだけではダメなんだね。

参加者の学習体験を評価してみよう

学習体験の評価とは，対象者がどれだけ意欲的に学習に取り組むことができたかという，対象者の心の動きから，教育自体の魅力を測定するということです。

教育心理学者のジョン・ケラーが提唱した ARCS モデルは，学習意欲を高め，動機づけとなる学習体験に必要な要素を，次の4つの観点で示しています。

注意（ATTENTION）：対象者の注意を引き，興味を引き出す
　　質問例：「興味を持てたか」「おもしろかったか」

関連性（RELEVANCE）：対象者自身と話の内容に関連があると思わせる
　　質問例：「役に立つと思うか」「自分に必要な話だと思うか」

自信（CONFIDENCE）：対象者に自信をつけさせる
　　質問例：「できそうだと思うか」「やってみようと思うか」

満足感（SATISFACTION）：教育を受けたことへの満足感
　　質問例：「参加して良かったと思うか」

この4つの観点による評価は，上記の質問例などを用いて健康教育直後の

対象者へのアンケートでも簡単に測定でき，しかも健康教育の設計改善への方向性も見出すことができる，さらには行動変容の可能性も確認できる点で，健康教育に向いていると思っています。

　それぞれの観点についての質問は，アンケート用紙で「非常に思う」から「全く思わない」などの6段階程度で尋ねると良いでしょう。集計の結果，測定値が高ければ，実施した健康教育には魅力があり，行動変容につながる可能性が高いと言えます。逆に評価が低かった観点は，次回から修正すべきだということになります。

　例えば，「注意」が低かったら，自己紹介に体験談を入れたり，対象者を競わせるクイズをしたりすることが効果的でしょう。「関連性」の改善には，対象者のニーズを再確認してみることが必要です。「自信」は，目指す行動をスモールステップで示せているかを確認したり，簡単な行動例を実施させてできることを実感させたりすることが有効です。「満足感」は，対象者が主役になれる場面を作ったり，健康教育の最後に感動的な励ましの言葉を入れたりすることが改善につながります。

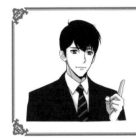

健康教育を評価する時には，
「教育自体の魅力」を
評価の視点に取り入れよう。

 小林君の学び

評価から逃げているうちは，一人前になれない

　小林君はこれまで，健康教育をうまく実施することばかりに意識が向いていました。健康教育を一人でできるのが一人前の保健師ではありません。

　新人もベテランも人間ですから，「自分の実践に指摘をされてへこみたくない」「うまくできなかったと先輩や同僚から思われたくない」「職場で優秀な人に見られたい」，ときにこんな思いが客観的な評価に取り組むことを阻みます。

　でも，真に自分の実力を高め，次に実施する健康教育をより質の高いものにするためには，できるかぎり客観的な評価で課題を洗い出し，改善を繰り返しながらレベルアップを重ねる必要があります。

　つまり，健康教育においても「PDCAサイクル」を丁寧に積み重ねることが基本であり，向上への最短の道です。

　自信がついてきたときこそ，「この活動は誰のためのものか」という基本に

立ち返るときです。評価から逃げているうちは，一人前にはなれません。小林君は，健康教育の実践力と同じくらい，しっかりと評価ができる力が大切であることを学んだのでした。

長原's アドバイス

1. 健康教育の目的は行動変容

- 健康教育の目的は行動変容。目的に合った評価の方法を考えよう。
- 「アウトカム」「企画評価」「実施評価」に加え，「教育の魅力」を評価の視点に入れよう。

2. 自己満足なのか？　評価して確かめてみよう。そこが成長への別れ道

- 学習体験の評価から始めてみよう。

　注意：おもしろかったか

　関連性：役に立つと思うか

　自信：できそうだと思うか

　満足感：参加してよかったと思うか

● 分かりやすいと言ってもらえる組み立てにする

「おもしろい健康教育のレシピ」を使ってみよう

　「健康教育の実施に向けて，いろんな心構えやスキルを学んだけれど，いざ，自分でおもしろい健康教育の指導案を作ろうとすると何から手をつけたらいいか分からなくて……」というご意見をいただきました。

　そこで，準備から実施，評価までの手順が一目で分かる「おもしろい健康教育のレシピ」を作成してみました（表2-1）。それぞれ対応する掲載ページ数も記載しましたので，詳しく復習したい場合には，各ページをご参照ください。

　手順にまとめると，すごく難しそうに見えますね……。

　おもしろい健康教育って，実は理論と戦略のかたまりだからね（笑）。

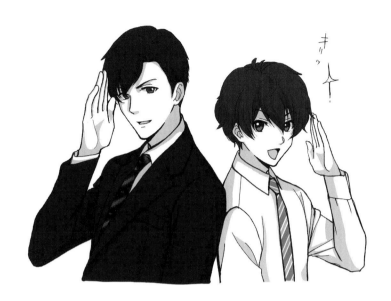

 だからこそ，漏れのないように，丁寧に組み立てるんですね。

そのとおり！

精緻化見込みモデル活用のためのポイント

　また，先に精緻化見込みモデル（ELM：Elaboration Likelihood Model）の活用をおすすめしましたが（➡ p.12），「理屈は分かったけれど，実際どんなふうに健康教育に取り入れたら良いかが分からない」というご意見をいただきました。そこで，少し補足してみようと思います。

　ELM は，対象者の理屈と気持ちの両方から働き掛けて行動を促すアプローチです。健康教育に応用すると，論理的関与は，病気の原因やその治療のメカニズム，改善のための行動の説明が当てはまります。感情的関与は，その情報に対する肯定的な感情を引き出すための働き掛けです（**表 2-2**）。

論理的関与が成立するための前提条件

　基本的な健康教育は，統計データや病態生理を順序立てて解説しながら話をする場合が多いと思いますが，このような**論理的関与が成立するためには，前**

表2-1 おもしろい健康教育のレシピ

ステップ	手順とポイント	掲載ページ
ステップ0 下準備	□対象者・主催者に直接取材をし，見聞きする 　対象の困り事は？ 　対象者の流行は？ □対象地域・組織のヘルスアセスメントを行う 　地域の特徴は？ 　組織の関係性は？	第2章 p.30
ステップ1 テーマ設定	□欲張らず「これだけは」というテーマ1つに絞る 　一番伝えたいことを一言で言うと？ □複数テーマが出ているときは論理的に優先順位をつける 　テーマを取り上げた理由は？ 　重大性（重症度・QOLへの影響） 　効果の波及範囲（頻度・効果の及ぶ範囲） 　変わりやすさ（介入によって変化する可能性） 　費用対効果（掛かる労力や費用に対する効果） 　安全性（心身・環境等への安全性） 　平等性（理由なく利益が特定の集団に偏らない）	第1章 p.13 第2章 p.28・29
ステップ2 目標	□望ましい行動変容のイメージを明確にし，依頼者と共有する 　何がどうなればいい？ □企画・実施・結果評価など，多角的で妥当な目標を設定する 　企画評価：教育のテーマや目標は適切か？　方法や教材は？　時間や会場は？ 　実施評価：参加者の反応は？　知識や態度の変化は？ 　結果評価：目標とする行動変容は？	第2章 p.26
ステップ3 方法	□対象者の好みや価値観に寄り添った媒体を用いる 　対象者はどんな生活をしている？　何から情報を得ている？ □参加者同士をつなぐ「ネットワーキング」の工夫をする 　ネットワーキングのためにどんな活動をする？	第4章 p.62 第5章 p.79
ステップ4 内容	□PREP法で，話のあらすじをすっきりさせる 　P：伝えたいポイント 　R：その理由 　E：具体例 　P：主張のポイントを繰り返す □精緻化見込みモデル（論理的関与・感情的関与）を活用する 　論理的に伝えることは？ 　感情に訴えることは？	第1章 p.12・13 第2章 p.37
ステップ5 評価方法	□目的・目標を測定できる妥当な方法を選ぶ 　測定したいことは？　測定できる方法は？ □ARCSモデルを活用し教育効果からの評価を行う 　注意（ATTENTION）：「興味を持てたか」「おもしろかったか」 　関連性（RELEVANCE）：「役に立つと思うか」「自分に必要な話だと思うか」 　自信（CONFIDENCE）：「できそうだと思うか」「やってみようと思うか」 　満足感（SATISFACTION）：「参加して良かったと思うか」	第2章 p.34

表2-2 精緻化見込みモデル（ELM）によるアプローチ

アプローチ方法	具体例
論理的関与 （中心的ルート）	・統計データ ・病気になるメカニズム ・改善するためにはどんな行動を取ったら良いか ・その行動を取ることでどんな利益が得られるか
感情的関与 （周辺的ルート）	・○○保健師さんが言うなら信用できる ・一生懸命すすめてくれるからやってみないと悪い ・あの人がやれるなら，私もやれそうだ ・テレビで有名な芸能人がすすめていた情報だから ・みんなが言ってる！　ネット上でバズってる！

提条件として動機・能力・機会の３つが揃う必要があります。これらが揃わない以下の場合には，積極的に感情的関与から働き掛けると良いでしょう。

❶説明が理解できない場合：
【保健師側の問題】説明が分かりにくい。専門用語が多い。ポイントが絞られていない。
【対象者側の問題】知的スキル・認知スキルが低い。信念や価値観が全く異なる。

❷余裕がない場合：しっかりと話を聞ける気持ちや時間の余裕のない人に理屈で話をするのは逆効果。

❸無関心な場合：保健師が話そうとしている事柄は自分には関係ないと考え，聞くモチベーションが低い人に論理的な正当性を納得してもらおうとしても，拒否される。

感情的関与には信頼感が大きく影響する

感情的関与として，例えば，テレビで好きな俳優が言っていたこと，SNSでおしゃれな人たちがしていることを伝えるのはもちろん効果がありますが，健康教育においては，それ以上に健康教育をする人に対する信頼感が大きく影響します。「この保健師さんはいつも良い話をしてくれる」「熱心に親身になって相談に乗ってくれる」といった良いイメージは話を聞いてもらうための追い風になります。

逆に，「なんだかこの保健師は偉そうだな」「ちっとも気持ちがこもってないな」といったネガティブな印象を与えてしまっている場合には，その時点で，せっかく準備したおもしろい健康教育も拒絶されてしまいます。

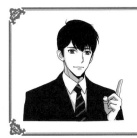

この保健師の話なら聞きたいと思わせる，
愛されるキャラクターになろう！

○ 長原's アドバイス

1.「おもしろい健康教育のレシピ」を使おう
・健康教育を実施する意義・目的を見直してみよう。
・おもしろい健康教育を作るための作戦やコツを漏らさないことが大切。

2. 精緻化見込みモデルを活用しよう

- 論理的関与：信頼できる情報を，シンプルに分かりやすく伝えよう。
- 感情的関与：保健師自身も対象者の心を動かすツール。住民から信頼され，愛される保健師を目指そう。

健康教育の時だけ猫をかぶってもダメってことですね。

そうだね（笑）。ところで，次の健康づくり教室のチラシ，もうできた？

え……まだです。作ってみたけど自信が持てなくて。

● 参加者を呼び込むチラシを作る

　小林君が企画運営に携わる高羽市保健センターで実施する健康教育の参加者は毎回，ほぼ定員を満たしているのですが，いつも同じような顔ぶれなのが気になっています。

健康づくり教室は今回も満員だね。

でも，なんだかいつも顔ぶれが同じような気がして……。

おっ，いいところに気がついたね。

新しい方にも興味を持ってもらえる工夫を考えてみます！

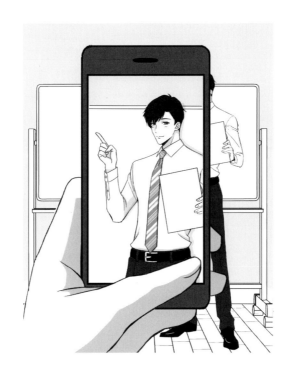

テンプレどおりに作ってない？

　保健師は，さまざまな事業を企画・実施しています。時間をかけてしっかり準備したのに，人が集まらない……という経験はありませんか。また，小林君が勤務する保健センターのように，数字上の参加者数は多くても，リピーターで固定化している場合もあります。そんな時はひょっとしたら，広報の仕方に改善の余地があるかもしれませんよ。

　まさか，一度作ったきりのチラシのデータをテンプレート（ひな形）にして，日付だけ変えて何年も使い回しているようなことはないですよね。ダメ出しをされるのがイヤで，無難にこれまでと同じものを使っていないでしょうか。

　ドキッとした方は，この機会に事業周知のためのチラシの作成方法を見直してみませんか。

気づいた時がチャンス！
きっと何か変わるはず

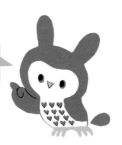

基本はやっぱり「目的を絞る」こと！

いい健康教育のためには，目的が絞られていることが何より大切だとお伝えしてきました（➡ p.28）。これは，事業の周知でも同じです。

多くの参加者を集めたいという気持ちが先走り，事業周知のためのチラシにあれもこれもと内容を盛り込んでしまうと，情報が多い分，伝えたいことが曖昧になってしまいます。そのため，「どんな教室か」が簡潔に伝わるように注意してチラシを作成します。

「6W2H」を分かりやすく示して参加者を安心させよう

目的を絞ることの延長線上には，「どんな教室か」を明確に伝えることの大切さがあります。事業に関するチラシを見る人は，「いつ」「どこで」「何をするのか」を一目で把握したいのです。そこで，チラシを作成するときは，次に示す「6W2H」が分かりやすく伝わる構成になっているかを確認しましょう。

❶When：いつ

開催期間，開催日時，頻度，スケジュールなどの情報です。参加者が一番初めに確認するのは，参加できるかどうかですので，これらの情報ははっきり目立つように記載しましょう。

❷Where：どこで

開催場所の正確な名称や住所，目印などの情報です。交通アクセスや駐車場などの情報も併せてお知らせすると便利ですね。

ごちゃごちゃしてしまいそうな場合には，二次元バーコードで施設情報やマップを読み取れるようにする方法もあります。

❸Who：誰が

教室を担当する講師や主催者に関する情報です。企業などとの共催・協賛の場合には，それも記載しておきます。

気軽に問い合わせができるよう，担当者や申し込み先，問い合わせ用の電話番号，問い合わせフォームやメールアドレスを記載します。シニア世代は電話，若い世代はメールなどのテキストを介した方が問い合わせにつながりやすい傾向があります。

❹Whom：誰に

どのような人をターゲットとしているか，対象や人数，規模などに関する情報です。ポピュレーションアプローチでは，いかに「自分にも関係がある」と思わせるか，ハイリスクアプローチでは「自分には関係がない」と思わせない

かが，伝わる書きぶりが大事です。

❺What：何を

　教室で学ぶ内容に関する情報です。でも，学ぶ内容を伝えるだけでは，なかなか参加や問い合わせといった行動にはつながりません。「お手軽」「時間がかからない」「楽しい」「流行の体験ができる」「特典がある」「市役所に来たついでに利用できる」など，健康づくりという主目的以外の，プラスアルファで期待できる具体的な利益を強調すると，参加者の行動を促しやすくなります。

❻Why：なぜ

　教室の意義，目的，背景，必要性などの情報です。言うまでもなくこれが一番大事♪ですね。

❼How：どのように

　方法，進め方，体制，所要時間などに関する情報です。方法に合わせて持ち物やふさわしい服装の説明も必要です。対象によっては託児場所の有無も記載しておきます。

❽How much：いくらで

　参加費の有無などの情報です。自治体が主催する健康教育は参加費不要なものが多いですが，教材費や保険料などの実費があれば記載します。

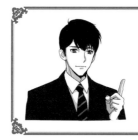

「6W2H」を分かりやすく示せば，
チラシ一枚でも，
人に安心感を与えられるんだよ。

6W2H……正直侮ってました。使えますね！

魅力的なチラシは，このフレームを上手に活用しているから，見てごらん（図2-1）。

図 2-1 6W2H を活用したチラシの例

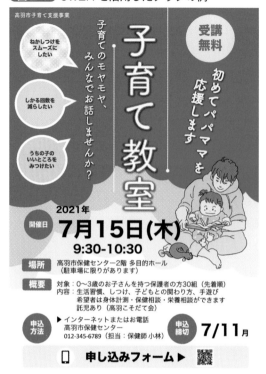

確かに！　でも，行政のチラシって内容的に漏れがないようにする分，文章多めで固い印象になるんですよね。

じゃあ，さらに魅力をプラスする工夫を教えようか。

イメージを伝えるには画像が強い！

　教室のイメージを文章だけで伝えるには，限界があります。長々と文章で説明するより，一目見るだけで会場の様子ややることが分かるような，写真やイラストを挿入する方が効果的です。

　紙媒体の場合，挿入する写真やイラストは可能ならカラーが望ましいです。予算の都合で白黒になってしまう場合にも，カラー写真やイラストを市や保健センターのホームページに掲載してもらうなど，工夫しましょう。

　挿入する画像を選ぶに当たってのポイントを挙げます。

活動の様子が分かる写真を選ぼう！

　チラシを見て参加を考える場合，「どんな場所でやっているのか？」「どんな人が参加しているのか？」「講師はどんな人なのか？」「どんな雰囲気なのか？」は，ほとんどの人が気になる点です。これらについて分からないことが多いと不安な気持ちが大きくなり，新たに行動する自信が妨げられてしまいます。

　それに対して活動の様子が分かる写真を入れることで，新たな行動へのハードルを下げることができます。

「いいな」と思わせる写真を選ぼう！

　その教室に参加するとどんないいことがあるのか，見る人の想像がかきたてられる写真を選びましょう。個人情報の保護に配慮し過ぎて，参加者の表情が全く見えない，モザイク処理がしてあるような写真では，逆効果になってしまいます。

　選ぶ写真は，例えば年配の方でも生き生きと運動に取り組んでいる風景や，安全な託児場所に赤ちゃんを預けて楽しそうに離乳食教室に参加しているパパ・ママの笑顔など，「私も行ってみたいな」と思わせるようなものが良いです。

普段から画像を撮って残しておこう

　新任期でも，インスタグラムのような画像投稿 SNS を日常的に使いこなしている皆さんは，先輩たちよりも「映える」写真を撮るのが上手だという強みがあります。

　個人情報保護のための撮影・掲載許諾は遵守した上で，普段から活動風景の写真を撮って記録に残しておくと，いざという時に役に立ちます。

> ### ○ 長原's アドバイス

1.「6W2H」を使おう

・内容が端的で分かりやすく伝わるチラシになっているかチェックしよう。

・目的を絞るのが大切なのは，チラシ作成でも同じ。

2. 写真を活用しよう

・細かい字の文章よりも，一目見て伝わる「画像」を積極的に活用しよう。

・普段から写真を撮り慣れている皆さんは貢献のチャンス！　活動風景を撮って画像を残しておこう。

インスタのスキルが役に立つとは
思いませんでした（笑）。

文字が書いてあるだけで，見たくなくなる人も
いるからね（笑）。

「対象者がどう感じるか」の感覚が大事ですね！

そのとおり，とてもいい気づきだよ。

　たった一枚の案内チラシを作る中にも，保健師活動に必要なスキル，知識，そして何より「対象者目線で考える」という姿勢を持つことの大切さを，再認識できた小林君なのでした。

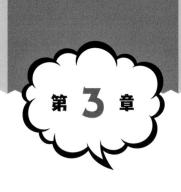

第 3 章

緊張して，
うまく話せません！

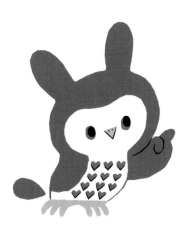

● 自分に自信を持たせて

　一つひとつの健康教育の出来栄えに手応えを感じながら，1日も早く一人前の保健師になって，憧れの先輩である長原さんに褒められるような健康教育をしたい小林君。

　でも，特定の対象者や場所では，緊張してうまく話せないという壁にぶつかっています。

長原

来週の赤ちゃんサロンでの健康教育，よろしくね。

はい，準備は終わっているのですが……。

小林

緊張は突然に

　実は，小林君には苦い経験があります。学生実習で健康教育をした時，緊張で頭が真っ白になって，話せなくなってしまったことがありました。3歳児健診に合わせたミニ講座でした。当日の会場は，子どもたちが声をあげて走り回り，それをたしなめるお母さんたちで落ち着かない雰囲気でした。指導保健師が会場に向かって，「今から学生が子育てに関するお話をしますので聞いてくださいね」と声を掛けましたが反応は悪く，立ち上がって席を離れた人もいました。前日からずっと緊張していたこともあり，そんな会場の風景を見たとたん，頭の中が真っ白になってしまったのです。

　その場は指導保健師のフォローもあって，なんとか最後までやり遂げたのですが，練習のようにスムーズにいかず，とても悔しい思いをしました。それ以来，母子保健事業での健康教育に苦手意識を持ってしまったのです。

　日が近づくにつれ，だんだんと気が重くなります。さえない表情の小林君を見て，長原さんが励まします。

どうもお母さんたちの前だとうまく話せる気がしなくて。

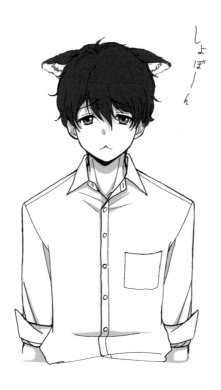

しょぼーん

健診会場での健康教育は難しいからね。仕方ないよ。

今度は絶対に失敗しないようにしないと！！！

おっと，だいぶ肩に力が入ってるね。

「失敗してはいけない」の呪いを自分に掛けるのはやめよう

　長原さんは，小林君が不安になっている理由をすぐに見抜きました。新任期保健師がよく陥りやすい心理です。一つ目は「絶対に」失敗してはいけない，二つ目は「完璧に」やらなくてはならないという，責任感からくるとても強い思いです。

「絶対に失敗できない」という思い込みが自分を追い込む

　若手の皆さんは「失敗」を避けたがる傾向があると言われています。小林君のように強い責任感のある人や，怒られて傷つきたくないという人，失敗は時間のムダだから避けたいという合理的な人もいます。確かに失敗せずにやれれ

ばそれに越したことはありません。

でも，この気持ちが強くなりすぎると，自分で自分にプレッシャーをかけることになります。緊張が強くなりすぎると失敗しやすくなりますし，失敗すると苦手意識が強くなります。すると次からはますます緊張しやすくなり……と負のスパイラルに陥ってしまいます。最悪の場合は自信をなくし，「自分には保健師は向いてないんだ～，もう仕事辞めようかな（泣）」なんて思い詰めてしまうこともありますよね。

でも，皆さんからすれば死ぬほど恥ずかしいと思うようなことも，経験豊かな先輩からすれば，たいしたことではありません。失敗のうちに入らないことがほとんどです。

「少しくらい失敗しても大丈夫」先輩に力を借りて緊張を減らす

誰にでも新任期はあり，失敗という名の経験値を積まないことには成長できません。もし何かあっても職場の先輩の力を借りれば，たいてい取り返しがつきます。

保健師の現場はチームで動いています。今の自分に足りない知識や技術があるならば，先輩たちから借りればいいのです。新任期の時に先輩から借りた恩は，自分が後輩を育てる時に返せばいい。組織は，そうやって循環しながら成長します。「失敗してはいけない」という思いが強い人の課題は，上手に先輩の力を借りることかもしれません。

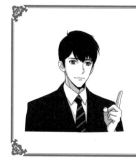

「もし失敗しても先輩や仲間が助けてくれる」という信頼関係はお守り。
安心感があれば緊張せず堂々と話せます。
皆さんの職場には，困った時に安心して仲間を頼れる雰囲気がありますか？

保健師自身が自己効力感を高める

自己効力感を盾にしよう

新任期の皆さんが，自信を持って健康教育ができるようになるためのアプローチの一つとして，「自己効力感（セルフ・エフィカシー）」の活用を考えてみましょう。特定保健指導でよく活用される健康行動理論の１つで，簡単に言うと，「自分はその行動を取ることができるんだ」という自信のことです。

自己効力感が高いほど，その行動を取れる可能性が高くなり，その行動に必要な努力を惜しまず，失敗や困難があっても諦めずに挑むことができます。また同時に，その行動を取る場合のストレスを感じにくいため，うまくできる可能性も高まります。

　この理論を保健指導の対象者だけでなく，自分自身を客観的に振り返ることにも活用して，プレッシャーから自分を守る盾として使いましょう。

自己効力感を高める4つの情報源

　小林君を例にすると，健康教育を自信を持って実施できることが目標です。それができると思える自信＝自己効力感を高めるには，次の「4つの情報源」が必要です。

❶**自己の成功体験**：過去に同じか，または同じような行動をうまくできた経験があること。

❷**代理的体験**：自分はその行動をした経験はなくても，人がうまくやるのを見て，自分もやれそうだと思うこと。

❸**言語的説得**：自分はその行動をうまくする自信があまりなくても，人から「あなたならできる」と言われること。

❹**生理的・情緒的状態**：その行動をすることで，生理的状態や感情面でポジティブな変化が起きること。

自己効力感を高める4つの情報源を得る方法

　まず「❶自己の成功体験」です。どんなことでも，前にやった経験があることは大きな自信になります。しかし小林君は，以前にチャレンジをして苦手意識を持ってしまっています。その場合にはハードルを下げ，達成できそうな小さな目標に分割して，少しずつ自信をつけ直していく方法を取ります（スモールステップ法）。短い時間，少人数，より簡単なテーマ，受け入れのいい対象など，小さな自信を積み重ねるプロセスを踏むと良いでしょう。

　次に「❷代理的体験」ですが，これは，できるだけ自分に似た条件の人がうまくできている姿を見て自信をつけるものです。勉強のために先輩の健康教育に同席して経験を積むのも良いですが，それだけでは不十分です。同級生や同期と積極的にデモンストレーションの機会を設け，同じように経験に乏しく，苦手意識のある人と実践を共有させてもらうことも，やる気を刺激し，自信を高めます。

　「❸言語的説得」は，自分だけでは条件を整えることが難しい項目です。簡単に言うと「あなたならできる！」と他の人から説得されることなのですが，誰でもいいというわけではありません。うまくその行動ができていると認めて

いる人の言葉でなくては効果を発揮しません。例えば，「健康教育がうまい」とあなたが思っている先輩から言ってもらえるといいですね。**尊敬できる先輩からポジティブな指導を受けられる人は強みかもしれません。**

「❹生理的・情緒的状態」には，例えば「緊張して頭が真っ白になる，汗が出るなどの経験は，誰にもあり，経験を積むことで軽減されていくものだ」というポジティブな言葉を掛けてもらうことが必要です。これも❸と同様，**あなたのことをよく理解している，信頼できる先輩が身近にいることが望ましいと**言えます。

「❹生理的・情緒的状態」は，「健全な心と体に健全な自信が生まれる」と言い換えると分かりやすいでしょう。体調が悪かったり，ストレスいっぱいでネガティブな気持ちの時は，何事もうまくいかないということです。健康教育の前日はよく寝て体調を整えておくことは基本です。

気持ちの面では，当日の胸のドキドキや脂汗が出る感覚も「自分が真剣に健康教育に向き合っている証」と捉えるポジティブな認識を心がけることも役立ちます。先輩の失敗談などを聞いておくと，当たって砕けろ，の気持ちで挑む助けになるでしょう。

また，普段から緊張した時やストレスを感じた時に行う簡単なストレッチを決めておくことも，気持ちの切り替えに役立ちます。

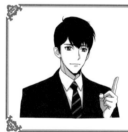

新任期保健師が自信を持って
健康教育を行うには，
良いお手本，
良い伴走者となる先輩が必須。

 小林君の学び

自分を客観的に捉えられるようになると，
苦手意識や恥ずかしさから逃れられる

乳幼児健診で，ママたちの前で話をすることに苦手感のあった小林君は，まず，健康教育以外の場で，ママたちと接する機会を増やし，会話に慣れることから始めました。

また，ママ向けの健康教育が上手だと小林君が尊敬する，7年目の先輩に相談しました。小林君が，アナウンサーのようにスムーズに話せることが大事だと思い込んでいたと話すと，先輩は笑いながらコツを教えてくれました。

小林君の熱意は，話し方に現れるし，気持ちは必ず伝わるよ。緊張しないコ
　ツは，失敗を恐れないこと。人前で緊張するのは当たり前。何度も練習して上
　手になっていくんだよ。
　　もし何かあっても，私がフォローするから，思いっきりやっていいよ。

　そして迎えた乳幼児健診での健康教育の当日，小林君はその時間だけ健診業
務を抜けて来てくれた先輩に見守られながら，あがることなく健康教育ができ
たのです。

○ 長原's アドバイス

1. 絶対に失敗してはいけない，という不要な思い込みに気づこう
2. 「健康教育ができる」という自己効力感を客観的に育もう
・スモールステップ法でコツコツ，段階的に自信をつけていこう。
・同じようにがんばっている同期，お手本となる先輩から自信をもらおう。

　これまで自分のことばかり考えていたことに
　気づきました。

　気づいてくれてうれしいな。
　緊張を乗り越えられたのなら，
　次は聞きやすい話し方かな。

● 聞きやすく魅力的な話し方をする

　健康教育のスキルアップを着実に続けてきた新任期保健師の小林君。過去の
乳幼児健診での失敗経験による緊張も乗り越えて，あがることなく健康教育を
できるようになりました。
　そこで長原さんから示された次の課題は，聞きやすい話し方。保健師が上手
に話すための日々の練習やトレーニング方法を学んでいきます！

長原さんのお話は聞きやすいんですよね……
才能の違いかな。

いやいや，トレーニングしているよ。

筋トレだけじゃなく「話トレ」もしてるんですか!?

得意じゃないからこそ，鍛えなきゃいけない
と思っているんだ。

話す力も日々のトレーニングで鍛えよう

　長原さんの話は聞きやすく，つい耳を傾けてしまう心地良さがあります。どこの現場にも話し上手な保健師はいますよね。それは，生まれつきの声の性質や才能によるものだと思いがちですが，本当は長原さんのようにコツコツと努力されているのかもしれません。

　どの人にも個性や持ち味があります。それを活かして自分らしく話ができるのが理想なのですが，実際はそんなにうまくいきませんよね。

　自分を表現する専門家，ダンサー，演奏家，歌手，役者などが本番で最高の力を発揮できるのは，華やかな舞台の陰で，日々地道なトレーニングに取り組んでいるからこそ。同様に保健師の皆さんにも，人を惹きつけ分かりやすく伝える，「話す」トレーニング（以下，話トレ）が必要です。

話トレのポイント

　長原さんも心掛けている話トレとは，どのようなことをすれば良いのでしょうか。上手に話をするためには，次の点がポイントとなります。

❶緊張を緩める
❷大きな声を出す
❸口周りの筋肉をほぐす
❹柔らかい表情をつくる
❺身ぶり手ぶり（ジェスチャー）を豊かにする

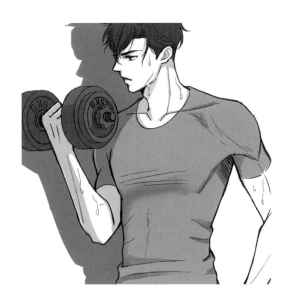

　つまり，話トレでは，これらがうまくできるようにトレーニングを行います。ポイントごとに具体的な方法を紹介していきます。

❶緊張を緩める

「緊張してます！」と宣言しよう

　それまでリラックスしていたのに，人前に出たとたんに力が入ってうまく声が出せなくなるということは，よくありますよね。これは，緊張すると無意識に力が入ってしまい，喉が開きにくくなり，口や舌が思うように動かせなくなるからです。このような傾向は場数を踏むことで，少しずつ改善されていきますが，トレーニングすることで，緊張している自分を自覚し，それを意識して解除できるようになります。

　そのためには，まず「緊張してはいけない」と強く思うのをやめること。人前に出ることをイメージした上で，「あがっているのがばれてしまってもいいや〜」と腹をくくる癖をつけるようトレーニングすると，本番の緊張を緩められます。

　さらに，本番で人前に出たら対象者の方に堂々と「私，緊張しやすいんですよ」「緊張していっぱい汗かいちゃうんです」と宣言してしまいましょう。このように先に宣言してしまうことで，「緊張してはいけない」という思いから解放されます。

ルーティンを活用しよう

　本番に力を発揮するためのメンタルトレーニング「ルーティン」の活用もおすすめです。

　ラグビー元日本代表の五郎丸歩や，元メジャーリーガーのイチローが実践し

ていたことで広く知られるようになりましたね。**ルーティンとは，集中を高めるために，決まった場面で決まった手順，動作を取ることですが，健康教育を行う私たちにも活用できます。**

　例えば，深呼吸を3回する，屈伸運動をする，決まったフレーズを唱えるなどの簡単な動きを，健康教育前に習慣化しましょう。保健師も人間ですから，直前の出来事でナーバスになったり集中できなかったりします。**ルーティンを持つことは「よし，やるぞ！」と気持ちを切り替えるスイッチにもなります。**皆さんが尊敬する先輩にもルーティンがあるかもしれませんよ。

お気に入りのルーティンを探そう

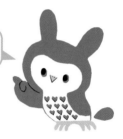

❷大きな声を出す

　先輩から「もっと大きな声で，声を張って」と注意されることがあるなど，声が小さい，通らないことが悩みだという方もいますよね。地域の公民館などでは，マイク設備がなく，大きな声を張って話さなければならない場面もあります。

　大きな声，通る声こそトレーニングで鍛えられます。歌手や俳優のボイストレーニングに学びましょう。

基本は腹式呼吸

　胸式呼吸の場合，胸や喉の周囲の筋肉を使うために喉が開きにくく，大きな声は出しにくくなる傾向があります。そのため，**大きな声を張りたい時には，横隔膜の動きによる腹式呼吸にするのが基本です。**次の点を意識して腹式呼吸を使い，いわゆる「お腹から声を出す」ことができるように訓練しましょう。

- 呼吸の際，お腹にしっかり空気が入るよう意識する
- 声を出す時には，お腹に手を当てて，お腹の空気を押し出すようにする
- 「アー」と発声してみて，腹筋にぐっと力が入り硬くなればOK

　最初はコツがいるので，慣れるまで毎日少しずつ練習しましょう。声を出せない場所で練習するときは，腹式呼吸を繰り返すだけでも効果があります。生

活習慣病予防の指導場面で腹筋を鍛えるトレーニングである「ドローイン」を指導する人も多いかと思いますが，自分の思いどおりに腹筋を動かせるように訓練するという点は同じです。代謝も上がって一石二鳥ですね！

喉を開くための訓練
　通りの良い声を出すためには，喉を開く練習も大切です。

・手を息で「ハァー」と温めるようにする
・お腹に手を当てて，口を大きく開けて「ハッ」と短く声を出す

　これらによって腹式呼吸と，喉の開き，両方を鍛えられます。この感覚を身につけ，コントロールできるまで練習しましょう。

❸口周りの筋肉をほぐす

　日本語は他の言語と比べ，大きく口を開かなくても話せます。また，マナーとして大きな口を開けて話すのは品がないというしつけも，浸透しています。そのため，口の周りの柔軟性が鍛えられておらず，どもりやすくなったり，発音が曖昧で聞こえにくくなったりします。まずは鏡を見ながら大きな口を開けて話す練習を心掛けましょう。

　ボイストレーニングの定番，早口言葉もおすすめですが，苦手な方はまずは，「らな」「らぬ」を何度も声に出して繰り返してみてください。口周りの筋肉がほぐれ，舌の動きが良くなります。これもルーティンにするといいですね。

❹柔らかい表情をつくる

　表情が豊かだと，話し手の気持ちや意図が伝わりやすくなるのは言うまでもありません。ですが，新型コロナウイルス感染症以降，感染症予防のためにマスク装着が当たり前になっています。マスク生活で口元が隠れていると表情筋も緩みがちです。1人になり，マスクを外す時は，話トレのチャンス！

　まず，顔全体の筋肉を動かすつもりで，「あ」「い」「う」「え」「お」と言ってみましょう。この時，目も「あ」「い」「う」「え」「お」と言っているつもりで開いたり閉じたりすると，より効果的です。朝の出勤前や，健康教育の前にも洗面所などでやってみましょう。

❺身ぶり手ぶり（ジェスチャー）を豊かにする

　豊かな身ぶり手ぶり（ジェスチャー）のテクニックは，マスクのために表情が伝わりにくい状況下でのコミュニケーションを補ってくれます。例えば表3-1＋写真のような使い方ができます。

表3-1＋写真 身ぶり手ぶり（ジェスチャー）の例

示す事柄	セリフ例	ジェスチャー例
量， 大きさ， 形	「今日お話したいことは3つです」	指を3本出す
	「1kgの脂肪はこれくらいの大きさなんです」	両手で大きさを示す
	「心臓の大きさは，このくらいで，この位置にあります」	握りこぶしを作って胸に当てて見せる
強調	「話を聞いてドキッとしちゃいました」	両手を胸に当てる
	「皆さんに早く会いたくて，急いで走ってきたんです」	両腕を振るしぐさ
	「皆さんから何か意見はありますか」	手を差し伸べて話を振る
気持ち， 意図	「これ以上，生活習慣病が進んで欲しくないと思っています」	眉を寄せ悲しげな表情をつける
	「私も緊張していますので，お手柔らかにお願いしますね」	おどけた表情をつける
	「今日，皆さんに必ずお伝えしたかったのは，ここです」	真剣な表情をつける

両手で大きさを示す

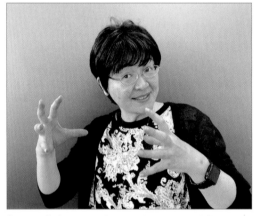

「1kgの脂肪は，これくらいの大きさなんです」

両手を胸に当てる

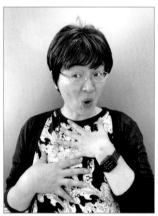

「話を聞いてドキッとしちゃいました」

眉を寄せ悲しげな表情をつける

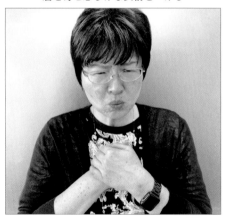

「これ以上，生活習慣病が進んで欲しくないと思っています」

ジェスチャーを使う時は，恥ずかしがらず，少し大げさなくらいに思い切り
やるのが，コツです。また，たくさん使えばいいということでもなく，むやみ
に多用すると白けてしまいます。

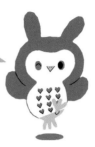

ジェスチャーで伝えたい気持ちを
表現してみて！

ジェスチャーを使いこなすためには，ある程度，場数を踏んで慣れる必要が
ありますので，健康教育以外で話す場面，例えば所内の会議やプレゼン，職場
の3分間スピーチなど，身近な機会を捉えてこまめに練習しましょう。

アー！

お腹から声が出てるね，その調子！

お腹まわりが締まってきたような。

しっかり腹式呼吸ができているようだね。

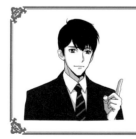

保健師も表現者でありアスリート。
日々の鍛錬を大切に！

○ 長原's アドバイス

1. 上手に話すための話トレを積み重ねよう
・はっきり聞こえる声，豊かな表情が効果的な健康教育につながる
・自分なりの健康教育ルーティンを持とう

2. マスク装着の影響を補おう
・洗面所などで鏡を見ながら表情筋を鍛えよう
・表情が隠れているのを補うジェスチャーを効果的に使おう

　長原さんを見習って，日々の話トレを始めた小林君。その成果は，近いうちに出そうです。

対面形式の講座にも自信がついてきて，小林君，最近プロの顔つきになってきたんじゃない？

いえ，まだまだです！
次はどんな力を磨いたらいいでしょうか。

媒体の作り方はどう？

あ，先輩から，パソコンがサクッと使えるのと，効果的な媒体が作れることは違うよって注意されたばかりでした……（笑）。

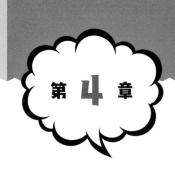

第 **4** 章

せっかく作った媒体を
見てもらえません！

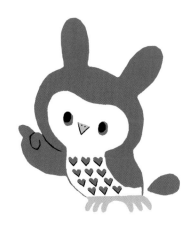

● 内容がスッと頭に入る媒体にしよう

　新任期保健師の小林君は，先輩で課長補佐の長原さんから指導を受け，上手に話すための話トレも積み重ね，今では健康教育に行くのが楽しみなほど，自信をつけています。

　まだまだ学びたい小林君に，長原さんが授けたステップアップのヒントは「媒体作り」。

　若手保健師の皆さんには，パソコン操作に習熟し，教材作成のセンスが良い人が多いです。デジタルネイティブ世代の強みを生かしつつ，さらに対象者の心をつかむ媒体作成のコツを身につければ無敵ですね。小林君と一緒に対象者の心を動かす媒体作成のコツを学んでいきましょう！

長原

次回の健康教育のパワーポイント，もうできたの？

はい，学生の頃から使っているから余裕ですよ！

小林

作業早いね〜。

でも，肝心の中身は，どうも印象に残らないみたいで……。

対象者の視点で媒体作りを見直そう

　健康教育の要とも言える「媒体」。若手保健師の皆さんはパソコン操作が得意な方も多く，媒体をサクッと作れるスキルは強みです。でも，パソコンスキルが高い人が，必ずしも教育効果の高い媒体を作れる訳ではないんです。対象者に中身が伝わり，教育効果の高い媒体を作るためには，対象者の視点で媒体作りを行う必要があります。

柄や装飾が強い洋服って，着こなすのが難しいよね。

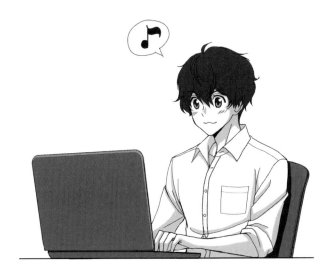

はい，シンプルが間違いないです，
個人的にはユニ○ロ最高かと。

センスが良くて，中身が伝わるスライドを作るヒントは，
そこかなって……。

それって，シンプルだけどセンスが良いって思われる
スライドってことですね。

　どうやらおしゃれのコツは，中身が伝わる媒体作成のコツにも通じるようです。「シンプルだけどセンスが良い」そんな媒体が望ましいのです。ここからは，媒体作成で使われることの多い Microsoft Powerpoint（以下，パワーポイント）を例に，そのコツを学びましょう。

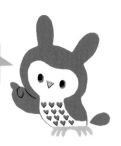

パワーポイントはあくまでツール！
使い手によって差が出るよ

グッとくるパワーポイントのための基本テクニック

1 + 4 スライドで骨格を作る

　パワーポイントでスライドを作成する際にも，第 1 章で紹介した PREP 法（➡ p.13）を活用します。スライドを 1 枚目からいきなり作り始めてしまう方も多いのですが，まず話の骨格をしっかり決めておくと，途中で話がぶれません。そのため，まずは表紙 1 枚＋ PREP で 4 枚，計 5 枚のスライドを用意し，話の骨格を決めます。この 5 枚のスライドを見るだけで伝えたいことの全体像が理解できれば作業を続けても大丈夫。いまいちなら指導案を練り直す必要があります。指導保健師から客観的な意見をもらうならこのタイミングがおすすめです。

　パワーポイントの画面表示は，通常「標準」になっています。これを「表示」タブにある「アウトライン表示」に切り替えると，左側に各スライドの記載内容が表示されて一覧にできるため，全体の構成を確認しやすくなります。

　最初に骨格となる 5 枚のスライドを設定したら，次は指導案に沿って話を肉付けするためのスライドを作成します。スライドは，要点を示すものですし，1 枚あたりの提示時間は長くても 1 分程度。最終的なスライドの枚数は，「持ち時間（分）＝スライドの枚数」に収めることを目標にしましょう。

スライドに入れる内容はミニマムに

　細かな字でびっしりと書き込まれたスライドを見かけることがあります。多くの情報を伝えたいサービス精神は分かりますが，細かな字は読む気力が失せます。文章を貼りつけただけのスライドもセンスがありません。

　一般的には，スライド 1 枚に 70~100 文字以内と言われていますが，それは対象者の関心が高いプレゼンの場合。対象者にとって興味がない場合は，1 枚に 40 文字程度が限界です。見出しは 28 ポイント以上とし，内容は 24 ポイント以下にならないようにしてみましょう。工夫しても 1 枚に収まらない場合は，内容を詰め込みすぎです。思い切って 2 枚のスライドに分けるとすっきりします。

　また，スライドで文字や背景などに使う色もミニマムとすることが，センス良く見せる大事なポイントです。使う色は 3 色を基本としましょう。その 3 色は，背景に使う色，文字に使うメインカラー，要点などを示す際に使うアクセントカラーです。色彩心理学における色が与える印象を挙げてみました（表4-1）。伝えたい健康教育の内容に合わせて戦略的に活用しましょう。例えば，ポジティブなメッセージを与えたい時は赤色系を，ネガティブなメッセージを与えたい時は青色系をスライド全体で統一して使うのがおすすめです。

　色は組み合わせによって，与える印象がガラッと変わります。スライドで与えたい印象を表現するための組み合わせは，標識やポスター，看板などを参考

表 4-1 色が与える印象

色	与える印象
赤	やる気，エネルギー，怒り，暴力，血　➡ 元気にさせる
青	冷静，集中，冷たさ，真面目さ，不安，悲しみ　➡ リラックスさせる
黄	明るさ，陽気さ，活動的，危険，緊張　➡ インパクトを与え注意を促す
緑	平穏，調和，保守的，自然　➡ 安心感を与える
オレンジ	暖かさ，カジュアル，健康的，社交性　➡ 親しみやすさを感じさせる
紫	上品，厳粛，妖艶，不気味さ：印象が両極端なため使用には注意が必要
桃	優しさ，かわいらしさ，愛，色気　➡ 鮮やかさで印象が変わる（興奮↔穏やか）
白	清潔，純粋，平和，孤独，軽い　➡ 汚れのない無垢な印象
黒	高級感，重厚感，暗さ，恐怖，死　➡ きちんとした印象

にすると分かりやすいでしょう。例えば踏切の遮断機の黄色と黒の組み合わせは，危険や注意喚起を感じさせますよね。普段から，色の組み合わせを考えながら周りを見渡すことで，センスが鍛えられます。

　スライドが一通りできたらパワーポイントの「表示」を「スライド一覧」に切り替え，分量とバランスをチェックします。内容の重複や不要な表現があればさらに削ぎ落とし，全体を整えて完成です。

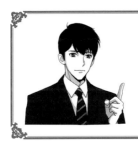

ココ・シャネルは，「ファッションとは上級者になるほど引き算である」と言っています。
保健師が行う健康教育も，上級者ほど引き算なものです。

シンプルな中にもピリッとした効果を効かす

　無駄を削ぐことで質は高められるのですが，かといって要点を簡条書きしただけのスライドでは，多くのメディアに触れている対象者は飽きてしまいます。そこで私たちは，クイズやバラエティー番組を参考にして，図 4-1 のようにひと工夫を加えています。

　例えば，強調をしたいスライドは映画風（図 4-1 左）や，子どもたちの間で流行っているカードゲーム風（図 4-1 中），標語風（図 4-1 右）にするなどです。このような見た目の工夫は，他のシンプルなスライドと対比されて印象に残ります。

図 4-1 対象者の印象に残るスライド作成の工夫

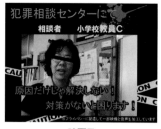
映画風

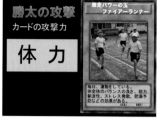
カードゲーム風

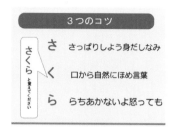
標語風

図 4-2 「画面の切り替え」機能

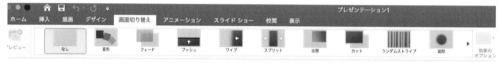

　また，パワーポイントにはアニメーションや，爆発音・チャイムなどの効果音をつける機能もあります。**視覚だけでなく聴覚に訴えることでさらに印象に残りやすくなります。**

　このほか，**印象に残る工夫として取り入れやすいのは，「画面の切り替え」機能**です。「画面の切り替えタブ」から試してみてください（図4-2）。ページをめくったり，ガラスが割れるような演出で次のスライドに送ることができます。このように，簡単で効果的なのに，あまり知られていない機能もたくさんあります。特別なソフトを使わなくても大丈夫。パワーポイントの標準的な機能を効果的に使い，センスを発揮すれば魅力的な媒体が作れます。

　しかし，動きを多用することはおすすめできません。どのスライドの文字も揺れていて常に動きがあるとなると，視線が定まらず読みにくい上に，酔ったような気持ち悪さを感じます。あくまでも**「ここぞ！」というところに限定して使うことが効果を活かすポイント**です。

 小林君の学び

シンプル＆ミニマム，さらに効果を効かせよう

　パソコンが得意な小林君は，これまでパワーポイントで媒体を作る際，文字面の美しさにこだわってきました。もちろん，読みやすいことはとても大事ですが，健康教育の場合は，媒体を読もうとしていない対象者もいる中で，いかに伝えるかが問われます。このことに気づいた小林君は，媒体を修正しました。

　PREP法を参考に，伝えたい内容を整理しました。スライド1枚に入れる文

字数を減らし，文字を大きくした上で，イラストや図も増やしました。その結果，スライドを見ながら話を進められるので，原稿を暗記する必要がなくなりました。自然に対象者の方を見る時間が増え，以前よりもうなずきや表情などの反応を確認できるようになりました。講演後のアンケートの自由記述欄からも，こちらの意図が伝わった手応えを感じることができました。

○ 長原's アドバイス

媒体作成のコツをまとめました。

1. 文字の量は少なく，1枚40文字以内

・1枚のスライドで伝えることは一つにする。

・情報が多い時は複数枚に分ける。

2. フォントと文字の大きさ

・読みやすさを意識し，全体で統一する。

・実際に投影してみて，どの距離までなら読むことができるか確認する。

3. 使う色は3色以内（背景色とメインカラー，アクセントカラー）

・ポジティブメッセージは赤字，ネガティブメッセージは青字に統一する。

・アニメーションの多用は避ける。気持ちが悪くなったり，かえって読みにくくなったりすることもある。

パワーポイントで媒体を作成する際には，会場の大きさや参加者数，スライドが鮮明に大きく投影されるようなスクリーンやプロジェクターなどの機材の確認も重要です。健康教育の対象者の身になって，見やすい，印象に残るスライドであるかを，実際の会場や機材で確認してみると良いでしょう。

媒体作りもなかなか奥が深いでしょ。

パソコンスキルとは別のセンスが必要なんですね。

参加者の心を動かすテクニックは，まだまだあるよ。

わぁ，もっと教えてください！

魅力的な媒体作成には，パワーポイントの操作スキルだけではなく，デザインやおしゃれのセンスを磨くことも大切なんですね。でも，長原さんはまだまだ話し足りない様子。

● 思わず二度見する媒体にする

　パソコン操作とパワーポイントを使った媒体作りに自信のあった小林君ですが，デザインのセンスを磨くことで，媒体をさらに印象的にできることを学びます。

　引き続き，今すぐ使えるスライド作りのコツを学びましょう！

パワポはシンプルな方が伝わりやすいし，おしゃれなんですよね。

シンプルだからこそ少しの差で大きく変わるんだよ。

「神は細部に宿る」ですね。

若いのになかなか渋いね（笑）。でも，そのとおりだよ。

　分かりやすく効果的なスライドを作るための基本は「シンプルさ」。でも，そうなると気になってくるのが，デザインのコツです。センスに自信がない方も，少しの工夫でぐっと上級者に近づきます。ここからは，パワーポイントを見やすく，印象に残りやすくするためのデザインのコツやテクニックを学びましょう。

聞いて理解できることはごくわずか。視覚・聴覚ルートで伝えよう

　「メラビアンの法則」（アルバート・メラビアン．1971）を知っていますか？コミュニケーションを取る際，どんな情報に基づいて印象が決定されるのかを検証した結果，その割合は，聴覚情報で38%，言語情報で7%に対し，視覚情報は55%を占めました。

　一般的なコミュニケーションの場合で言えば，言っている内容や，口調より

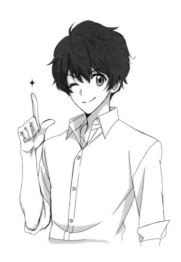

も，表情や身ぶり手ぶりで伝わる印象の方が強いということです。

　これをスライドに置き換えてみるとどうでしょう。書いてある内容やそれを読む速さ，文字の大きさよりも，パワーポイントのデザインから受ける印象が重要であると言えます。特に人の心を動かし，行動変容につなげる必要のある健康教育にとって，強い印象を与え，イメージをつけることにつながるデザインは，精緻化見込みモデル（➡ p.12）の観点からも非常に有効な戦略であると言えます。

「文章を読ませるスライド」はダメ

　健康教育で，どんな印象を与えるべきか，それは対象や内容によって大きく違ってきます。特に，気持ちを動かす側面から考えた場合，それを文章でくどくどと書き表してしまうと，分かりにくく，また対象者にとって魅力的ではありません。

　図4-3の右のスライドは，思春期教室で実際に使用しているものです。テ

図4-3 視覚情報によるメッセージ性の違い

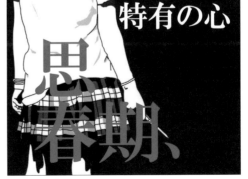

思春期とは

小学校高学年頃から始まる第二次性徴に見られるように、心身が子どもから大人へと大きく変化する時期。

脳と身体が劇的に変化するため、その影響を受け、日常生活も不安定になる場合がある。

家族関係や仲間関係に悩み、自立や自我の確立をめぐって葛藤する時期であり、心理面においてもさまざまなリスクがあると言える。

文字のみ　　　　　　　　イラスト，文字サイズと配置を工夫

キストは「思春期，特有の心」のたった8文字しかありませんが，思春期は不安定で揺れやすく，さまざまなリスクがある時期であるという強いメッセージが，一瞬で伝わるのではないでしょうか。

その理由はデザインにあります。白黒に赤い文字を重ねて，それぞれの色が持つ「死」や「血」といったイメージを利用しています。さらに文字の大きさや列の乱れなどは不安定さを感じさせ，見る人に不安を与えます。

左のスライドには同じことが文章で書いてあるのですが，文字の羅列やフォント（書体）が平凡なため，逆に落ち着きが出てしまいメッセージ性に欠けます。

また，右のスライドには，短いスカートにアクセサリー，右手にはナイフ（らしきもの）を持っている女子生徒風のイラストを入れました。これだけで性的な混乱や暴力，人間関係のトラブルなど，思春期特有のリスクが想起されます。

言葉よりも，視覚情報の方が，より多くのメッセージを短時間で伝えることができ，対象者の関心を引きつけられるのです。

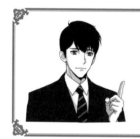

骨格で理論を作り，デザインで感情を動かす。
視覚効果を最大限に使おう。

センスに自信がなかったらプロをまねしてしまおう

「デザインの力は分かったけど，私にはセンスがないから無理！」とおっしゃる方もいらっしゃいます。もちろん私たちも，デザインのプロではありません。あるショップ店員さんが教えてくれたのですが，ファッションのセンスに自信がなかったら，お店のマネキンが着ている服を一式買うのが良いそうです。店頭のマネキンはお店の顔，店員さんが腕によりをかけてコーディネートした服ですから，センスは抜群です。それをまるごと買って身につけることで，センスが磨かれるのです。

スライドのセンスも同じ。私たちもまずはプロをまねするところから始めました。お手本はメディアにあふれています。

例えば図4-4のスライドは，小中学生向けの「睡眠」をテーマにした健康教育で使用した一枚です。「刑事が授業中の眠気の犯人（原因）を探す」というストーリーなので，テレビで人気の「密着ドキュメンタリー番組」のデザインを参考に作りました。難しそうに見えるかもしれませんが，背景の色と簡単

図4-4 テレビの「密着ドキュメンタリー番組」のデザインを参考に作ったスライド

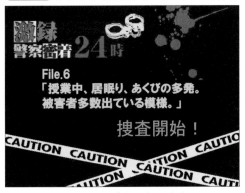

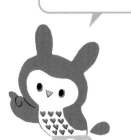

一目でワクワク感が伝わるよね

ここには，さらにサイレン音もつけています。

なイラストを貼りつけただけで雰囲気が出ます。

　与えたい印象やイメージが固まってきたら，インターネットで「画像」検索をしてみることをおすすめします。参考にしてみたいデザインを日頃からストックしておくと良いですね。

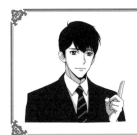

「学ぶ」の語源は，「まねる」だと言われています。
印象に残るデザインをまねてセンスを磨こう。

センスの良い画像の貼り方のコツは「余白をなくす」

　魅力的で分かりやすいスライドには，写真やイラストなどの画像ファイルの使用が欠かせません。多くの方は，図4-5の左のスライドのようにまず，先にテキストを入れ，空いた空間にイラストやグラフを入れるのではないかと思います。

　すでにお伝えしているとおり，「テキストの量は最小限に，文字の大きさは最大限に」が基本ルールですので，どうしても画像は小さくせざるを得なくなります。その結果，何の画像か分かりにくくなり，スライドの印象が中途半端になってしまいます。

　実は，この余白の処理が初心者と上級者の分かれ目です。写真などを貼る時は，できるだけ余白をなくし，画面いっぱいに貼ると良いでしょう。文字は背景色と反対色にするのが基本ですが，同系色になってしまうときは，「図形の書式設定」→「文字のオプション」→「光彩」で，文字に反対色の縁取りをつけると読みやすくなります（図4-5右）。

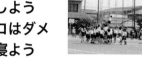 画像の貼り方の工夫

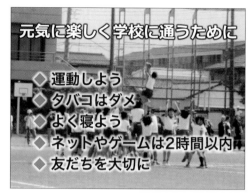

テキストの余白に画像を挿入　　　　　　　　　　余白そのものをなくす

既存のスライドテンプレートから離れてみる

　パワーポイントには，既成のテンプレートが用意されています。これを使って作成すると，統一感があるスライドを作ることはできるのですが，他の人とデザインが被ることもありますし，規定されている枠に文字を入れていくため，デザインの自由度が低くなって平凡にまとまりがちです。また，設定されている華やかなデザインが視覚情報を妨げる場合もあります。

　ある程度，媒体作成に習熟した方は，白紙からオリジナルのデザインにチャレンジしてみてください。背景色を変えるだけでも効果的です。色彩心理学を活用し，対象者に与えたい印象の色を使う，画像やイラストを拡大して余白なく貼りつけるといった簡単な手間でも，センス次第で見栄えのするスライドになります。

 ### 小林君の学び

上級者は画像ファイルの配置と余白を使いこなす！

　視覚からの情報が重要であり，媒体作成のセンスを磨くことがスキルアップにつながることを学んだ小林君。手持ちのスライドのデザインを見直すことにしました。普段からインターネットやテレビ，映画や雑誌を見て気になったデザインをストックしておき，配色や文字の配置などをまねしてみました。

　また，これまでは先に文字を入れ，余白を埋めるように画像を入れていたのですが，一目見ただけで意図が伝わるグラフや図，イラストに替えてスライドの文字数を減らし，強調したいことを際立たせるように意識しました。

　そうしてでき上ったシンプルでポイントを押さえたスライドは，「指導の目的が明確で印象に残りやすい」と先輩や同僚からほめてもらうことができました。

長原's アドバイス

1. 視覚が与える印象の影響は大きい。デザインを意図的に使おう

・文字よりも図や絵の方がより多くのメッセージを短時間で伝えられる。

・対象や内容に合わせ，色彩心理学を活用してみよう。

2. まずはプロのまねをするところから

・お手本はメディアにあふれている。

・普段から参考にしたいデザインをストックしておこう。

3. 画像の貼り方を変えてみよう

・余白には，画像やイラストを安易に入れない。

・画像は，思い切って背景にするとセンス良く収まる。

　パワーポイントをそのまま印刷して配布資料にする場合もあると思います。その際は，白黒になった時に読みやすくなるような工夫ができると完璧です（画像を外す，文字色や背景色を変更するなど）。

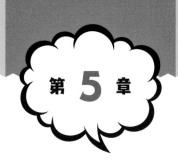

第 5 章

会場の静けさが，
こわいです！

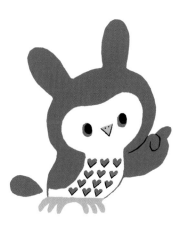

● 健康教育にも大事な「ライブ感！」

参加者に関心を持って見てもらえる媒体作りを学んだ小林君。

長原

小林君，媒体作りを学んでさらにパワーアップしたね。

はい，健康教育は奥が深いですね！
だから楽しいんですが。

小林

よし，じゃあ，次は「ライブ感」をどう出すかだね。

ええっ!?　健康教育なのにライブ？

「保健師の健康教育でライブ感？　音楽バンドのライブじゃないんだし……」
戸惑い，けげんな顔をする小林君を，面白そうに眺める長原さん。
　さて，長原さんの言う「ライブ感」とはいったい何なのでしょうか。

健康教育で「ライブ感」を出すって，
どういうことですか？

小林君は好きなアーティストのライブとか，行く？

はい，先週も行ってきました。めちゃめちゃノリました！

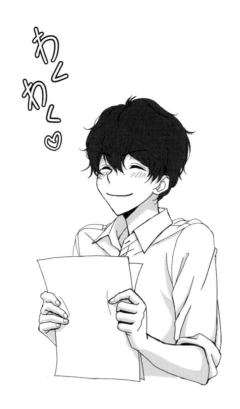

わくわく♡

それそれ。その「ノリ」の気持ち良さが健康教育にも欲しいんだよね。

　長原さんの言う「ライブ感」とは，一体感や高揚感を示しているようです。音楽アーティストの演奏やコンサートで体験できる「ライブ感」，これが健康教育にどのように関係しているのでしょう。

アーティスト気分で「コール・アンド・レスポンス」！

　「コール・アンド・レスポンス」という言葉をご存知ですか。例えば，コンサートでアーティストの呼びかけに観客が答えることです。

（アーティスト）「楽しんでますかー!?」
（観客）　　　　「イエーイ！」

　演奏の間に，こんな掛け合いがあると，いい気分になりますよね。実はこのコール・アンド・レスポンス，ベテラン保健師がよく使うテクニックでもあります。「こんにちは！　保健師です！　皆さん，お元気ですか！」「ん〜？　声が小さいですね，もう一回元気よく！　こんにちは！」そんなやりとりはまさ

しくコール・アンド・レスポンス。ぜひアーティストの気分で，大きな声でやってみましょう。健康教育の導入部で使えば場の空気がほぐれ，こちらの緊張もほぐれて一石二鳥。あっという間に「ライブ感」を醸せます。初心者にはおすすめの技です。

モテる人が使ってる？「ミラーリング効果」

「ミラーリング（ミラー）効果」とは，心理学用語で「同調効果」または「姿勢反響」とも言います。自分と同じような仕草や表情をする相手に好感を抱く効果です。話をする保健師が対象者に合わせて方言や流行語を取り入れるだけで，心の距離をグッと縮められます。

ベテラン保健師は，場面に合わせ失礼にならないように上手にくだけた言葉を使い分けています。これは，仲間意識や一体感を醸し出します。カウンセリングでよく使われるテクニックとして，対象者の発言をいったん受け止め，同じ内容で返す「おうむ返し」も同様な効果があります。

対象者への敬意を持って接することにとらわれすぎると，堅苦しい雰囲気になってしまいます。対象者の言葉，表情，動きを捉えてミラーリングすると，保健師への好感が生まれます。

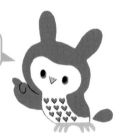

一体感が高まると楽しくなるよね！

対象者が主役になる場面をつくろう

私たちの健康教育では，対象者に積極的に参加してもらっています。例えば，中学生対象の性教育では，性交渉の誘いを断る場面のロールプレイを先生が演じます。この効果は絶大です。対象者は自分ごととしてテーマに取り組むことができます。

生徒たちは，「先生が自分たちのためにしてくれた」ことにとても敏感です。その時は照れくさそうにしているのですが，終わった後は，演じた先生に性に関する相談を持ちかける生徒も増えるそうです。このように，対象集団の代表者などに参加してもらうと，場が盛り上がるだけでなく，話の印象が残りやすくなり，継続した意識の変容につながります。

クイズや話し合いで，当事者意識を高めよう

　健康教育の中に，主役として参加してもらえるのが，クイズやグループワークです。主体的にテーマについて考えることを促します。発表の場面を設ければ，より当事者意識を高められ，行動変容につなげやすくなります。

　クイズは，○×や ABC の選択肢で回答するものから始め，場がほぐれてきたら「こんな場面ではどうしたらいいでしょうか？」というようなオープンな問題へと進めると盛り上がります。

ネットワーキング，チームビルディングの視点を持とう

　集団健康教育の強みは，対象者間の関係性を利用したネットワークを作ること（ネットワーキング）によりもたらされる，教育効果の持続性です。

　ピアサポートは代表的な例です。最近は，ネット上での禁煙マラソンなども成果を上げているようですが，人は一人ではなかなか行動を変えられません。人とつながり，人と刺激し合うことで，変わっていく可能性が高まります。私たちは，こうした人のつながりを集団の健康教育でも活用するための教材を積極的に取り入れ，独自に開発もしています。

　例えば，私たちの研究所で力を入れているのは，すごろく型の教材です。最近はよく，母子保健や子育て支援関連の健康教育で「子育てあるあるすごろく」（図 5-1 ）を活用しています。このすごろくは，就学前児童の子育て家庭にありがちなエピソードがマスになっています。「うっかり紙おむつを洗濯機で

図 5-1 子育てあるあるすごろく：ママ版

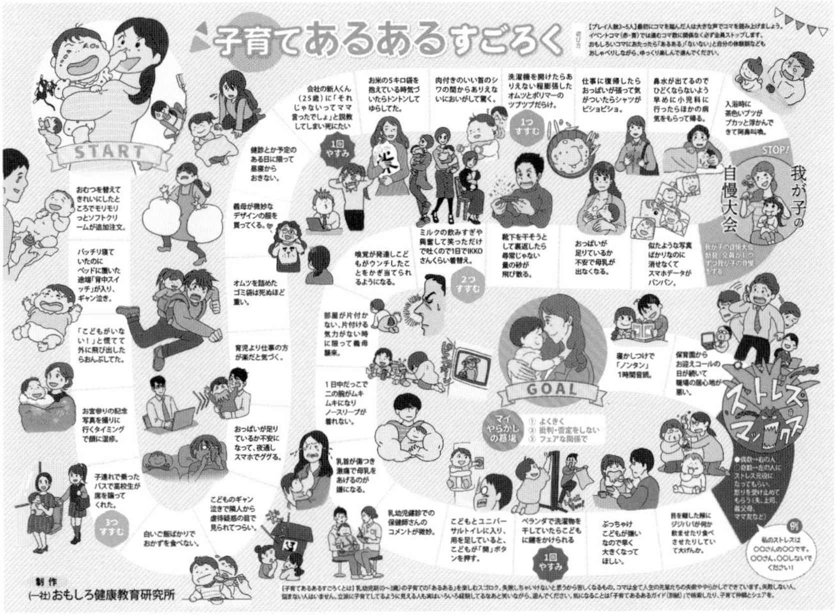

洗ってしまい，服がポリマーだらけになる」「おっぱいが足りてるか不安になり，夜通しスマホでググる」「子どもがいない⁉と，慌てて外に出たらおんぶしていた」など，思わずあるあるとうなずいてくすりと笑ってしまう失敗談が並んでいます。

　母子対象の事業は，ママ・パパの友達づくりのきっかけとしたいものの，なかなか雰囲気がほぐれず，意見交換や交流を促すのが難しい場合もあります。そこで，まずは4~5人ほどのグループを作り，このすごろくで遊んでから本題に入るようにしています。すぐにあちこちで笑いが起こります。子育てのささやかな失敗は，誰しも経験することだと安心すると，表情も和み，会話もはずみます。

　「子育てあるあるすごろく」は，「アイスブレイク」（➡ p.82）と「ネットワーキング」を並行して短時間で行えるので重宝しています。

　教材の詳細は，当研究所のウェブページ（➡ p.3）で紹介していますので，ご覧になってください。

 ## 小林君の学び

健康教育は小さなフェス！
「ライブ感」で対象者と健康教育を楽しもう！

　「ライブ感」という宿題を出された小林君。その意味を理解できず初めは悩みましたが，「どうしたら対象者の方に楽しんでもらえるのか」という視点で，健康教育の教案を見直すことにしました。

　まず，定例になっているシニアクラブの健康教育では，地元の方言で元気良く挨拶をすることにしました。また，冒頭に入れる認知症予防運動プログラムの「コグニサイズ」は，クラブの会長さん，副会長さんに一緒にお手本をやってもらうよう依頼をしました。乳児健診でのミニ健康教育では，短時間ですが対象者のママ同士で意見を出し合う場面を設けました。

　健康教育を効果的にするために情報を仕入れたり，工夫をこらしたりしているうちに，小林君は，自分自身がワクワクして，ライブ前夜のように健康教育当日が楽しみになっていることに気づきました。

仕事が楽しいなんて不真面目ですよね。

いやいや，成長の証だよ。

だったらうれしいな。

うん，自分が楽しんでこそ，人を楽しませることが
できるんだよ。

○ 長原's アドバイス

1.「ライブ感」を高めるテクニックを使おう

・健康教育の「ライブ感」を高めるヒントは，日々の体験の中にある。

・コール・アンド・レスポンス

・ミラーリング効果　など。

・当事者意識を高めるヒントは参加者を主役にすること。

・参加者が舞台に上がる場面を作る。

・クイズや話し合いも効果的に使う。

● 会場の緊張感をうまくほぐす

　「ライブ感」を高めて参加者との一体感を出し，健康教育が楽しめるまでに成長した新任期保健師の小林君。でも，まだまだ，会場の緊張感が苦手なようです。そこで，健康教育の達人である長原さんおすすめの「アイスブレイク」のスキルアップに挑戦します！

「ライブ感」を出せるようになりましたが，始める時の会場の緊張感が苦手です。

それなら，アイスブレイクの持ちネタを増やしてみたら？

確かに，ワンパターンだったかも。

アイスブレイクとは？

　アイスブレイクは，直訳すると「氷を砕く」という意味です。つまり，研修会や会議などでの緊張感や堅苦しい空気を氷（アイス）に例え，それを壊す（ブレイク）活動を指します。

　集団健康教育では，お互いに面識のない参加者が集まっている場合も多いので，場の空気が張り詰めている感じを受けることがあります。知っている人同士だったとしても，いつもと違う状況や環境では，なんとなく緊張してしまうものです。アイスブレイクによって，こうした硬い雰囲気をほぐし，共に学ぶ仲間としての関係に導くことで，学ぶための準備が整い，健康教育への興味ややる気を高められます。

　集団健康教育では，「前回と同じ指導案で，同じように実施したのに，今回はうまくいかなかった」ということがありますよね。これは，対象集団の学習へ向かう姿勢の準備（レディネス）が整っていないことが原因だと考えられます。健康教育も「人と人とのコミュニケーション」によって成り立ちます。教える側と教えられる側の間に信頼関係があることが大前提。短時間で対象集団との信頼関係を構築したい，そんな時の強い味方が「アイスブレイク」なのです。

　長原さんが小林君におすすめする10のアイスブレイクを紹介します。

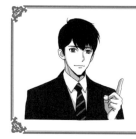

健康教育は信頼関係が基本。
アイスブレイクで，
心の距離を縮めよう。

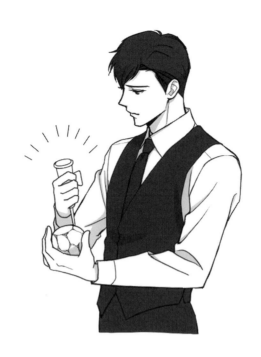

アイスブレイクその1
「持ち物と自分を紹介しよう」

　初対面の参加者がグループでの話し合い活動をする時などに重要なのが，自己紹介です。この自己紹介では，自分の持ち物を見せながら，どこが気に入っているのかを紹介してもらいます。特別な準備もなく誰もが発言できるのはもちろん，「自分らしさ」を伝え合えるため，心の距離を縮めやすいという効果があります。

❶4～6人以内のグループに分かれ，じゃんけんで順番を決める。
❷自分の名前と，今日の持ち物の中で最も気に入っているものと，その理由を話す。
❸聞く側は，話をしている人の方を見て，うなずきながら聞く。話を遮らない。

　集団の特徴によって，紹介する「物」をこちらで指定するのもいいでしょう。「スマートフォンカバー」「お財布」や「バッグ」などは，こだわりが出やすく，話が盛り上がります。
　また，保健師がまずお手本として自己紹介するのもいいですし，子育てに関する教育場面では，ものではなく，お子さん自慢をしてもらう，というのもいいですね。

アイスブレイクその2
「つなげろ！　バースデーチェーン」

　バースデーチェーンは，1月1日から12月31日まで，誕生日の早い順に指定時間以内に並ぶ活動です。ただ，言葉を発してはいけないというルールがあります。つまり，参加者は身ぶり手ぶりだけで自分の誕生日を伝え合います。ノンバーバルコミュニケーションの力が試されるので，コミュニケーションに関する教育内容を扱うときには，特に効果的です。

❶○分（人数に応じて，時間を設定）以内に，全員が誕生日の早い順に並ぶよう指示する。
❷ルールとして，一切言葉を発してはならないことを伝える。
❸指で数字を示したり，口の動きで伝えたりすることはOK。
❹並び終えたら，順に誕生日を言って答え合わせをする。
❺うまくいってもいかなくても，お互いの努力を褒め合う。

　活動中はしゃべることを禁じられるので，終了後に意外と話したい気持ちが高まるという効果もあるアイスブレイクです。保健師自身も加わることで連帯感を共有することができます。

アイスブレイクその3
「空飛ぶリングUFO」

　グループ対抗で順位を競い合う，比較的動きのある活動です。フラフープや新聞で作った輪を，グループメンバーそれぞれの指一本で，肩の高さで支え合います。そこから，その輪を支え合ったまま膝の高さにまで下ろします。簡単そうに見えてなかなかできないというのが不思議で面白いところでもあります。

❶4～6人以内のグループに分かれ，使用する輪の準備をする。
　フラフープがない場合，新聞3枚をそれぞれ細く丸めて棒状にし，三角になるようにテープで止めて輪を作る（図5-2）。事前に準備しておいても良い。
❷全員が片手の人差し指を出し，そこに輪を乗せた状態でスタートする。
❸全員の指が常に輪に触れたまま，輪を下ろすことがルール。指が離れたメンバーがいたらスタート地点からやり直す。
❹おおよそ肩の高さでスタートし，最も早く膝の高さにまで下ろせたグループが勝ち。
❺1回目終了後，作戦タイムを取って2回目をスタートする。
❻それぞれのグループの作戦を発表し合う。
❼それぞれのグループの健闘をたたえ合う。

図 5-2 「空飛ぶリング UFO」に使う新聞紙の輪

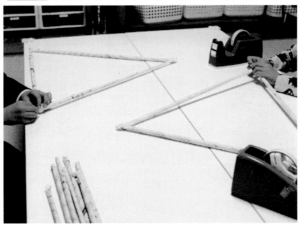

新聞 3 枚をそれぞれ細く丸めて棒状にし，三角になるようにテープで止めて輪っかを作る

　昼食後など，午後の眠くなりがちな時間にリフレッシュとして取り入れるのもいいですね。活動中，保健師は各グループの進捗状況を実況リポートして場を盛り上げます。

　グループの結束を強くする効果があるので，その後にグループ活動をするときなどに特に有効です。所要時間が 20 分以上となるため，2 時間以上の教育場面に限られます。

　ただし，組織づくり，チームビルディングなど，一つの目標に向かって力を合わせることを目的とした教育内容の場合，この経験自体を学びとして取り入れることもできます。

目的と効果を意識するといいよね！

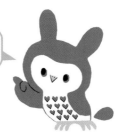

アイスブレイクその 4
「ドキドキ！　タイマー爆弾しりとり」

　規定時間でセットしたタイマーをグループ内で回し，アラームが鳴るまでしりとりをするという活動です。ドキドキ感があり楽しいため，つい大きな声を出してしまったり，笑いが自然に起こったりするところが特徴です。

❶4～6人のグループに分かれ，○分（人数に応じて時間を調整）にセットしたタイマーを配る。

❷じゃんけんで順番を決め，タイマーのスタートとともに，しりとりを始める。

❸答えたら，次の人にタイマーを渡す。

❹アラームが鳴ったときにタイマーを持っていた人が負け。

　グループ内で敗者1名が決まるため，グループでの発言順位を決めるためにも使えます。笑いが起きるので，会場全体の雰囲気が一気に明るくなります。

　また，こうした時間を指定して行うアイスブレイクには，その後の活動中，時間を意識させることにもつながります。

アイスブレイクその5「もしもし指体操」

　音楽に合わせ，指を保健師の指示どおりに動かす活動です。簡単そうで，難しいところが参加者の笑いを誘います。

❶両手を握って前に出し，片方の手は親指を，もう片方の手は小指を出す。

❷親指と小指を互い違いに同じタイミングで出したり引っこめたりすることを，リズム良く続ける（対象のよく知っている歌を歌わせながら行うと楽しい）。

　別の指に変えたり，タイミングを早くしていくなどのアレンジもできます。

　脳の活性化の効果もあるので，認知症予防教室のコンテンツの一つ（コグニサイズ）としても使えます。

アイスブレイク成功の鍵は保健師自身

　ここまで，5つのアイスブレイクを紹介してきました。アイスブレイクには，頭の体操，運動，交流，対戦などさまざまなタイプがありますし，所要時間や対象人数もさまざまです。健康教育の対象や人数，目的に合わせて，選んでみるといいでしょう。

　しかし，最終的にアイスブレイクを成功させる鍵は，保健師自身にあります。全体を楽しい雰囲気に巻き込んでいくためには，自分も楽しんでいる姿を見せることが最も重要です。

　さらに5つの使えそうなアイスブレイクを簡単に表5-1にして挙げてみます。あなたが「面白そうだな」と思えるアイスブレイクはどれでしょうか？

表5-1 アイスブレイクその6〜10

	名称	方法	所要時間
その6	後出しジャンケン	保健師対参加者全員でジャンケンをするが，ワンテンポ遅れて保健師に勝つ（負ける）ジャンケンをするよう指示します。全体でできます。	2分程度
その7	パチパチクロス	保健師の手が交差したときに拍手をするよう参加者に指示します。引っ掛けを仕掛けることで笑いが起きます。全体でできます。	2分程度
その8	肩あげてっ	紅白旗揚げの代わりに肩を上げ下げします。「肩上げないで，肩下げて」などリズミカルに指示を出し，間違いを誘うのがコツです。緊張だけでなく眠気の緩和も。全体でできます。	3分程度
その9	新聞玉配達	4〜6人グループに分かれ，新聞を1部ずつ配ります。新聞でボールとそれを運ぶ道具を作ってもらいます。参加者は歩くことなく，新聞玉に直接手を触れることもなく，新聞で作った道具だけを使って，一定の距離にあるゴールまで新聞玉を届けます。リレー形式でグループ対抗で競います。広い場所が必要。	作戦タイムを入れて20分程度
その10	共通点探し	参加者の間の共通点を見つけます。小グループから始め，だんだん単位を大きくする，または逆に小さくしていくなどの工夫もできます。簡単ですが，会話のきっかけ作りや，お互いを知ることにつながります。人数を問いません。	人数に応じて変わる

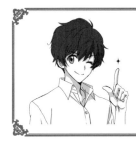

どんなアイスブレイクも
保健師自身が楽しまないと，
盛り上がらないんですね！

　以上，10のアイスブレイクを紹介しましたが，いかがだったでしょうか。やってみたい，と思えるものはありましたか。新しいネタの仕入れを心掛けることや，仲間同士の情報交換も大切です。

　でも，健康教育の達人は改まった準備や道具がなくても，その場にあるもので上手に場をほぐすことができるんです。例えば，健康教育を始める時の保健師自身の自己紹介で，少し笑いを誘うような内容を入れることや，「私も緊張しているので，皆さんも一緒に深呼吸してくれませんか」と，保健師を助けてもらう体で参加者を上手に誘い，体を動かしてもらうことも立派なアイスブレイクです。

　健康教育で保健師が自己紹介をして信頼関係を築くことや，人となりを知ってもらい愛される保健師になることは，健康教育の内容を参加者の記憶に留めて行動変容を促すという目的から考えても大切です。そのために，まずはアイスブレイクのワザなども活用して，おもしろい健康教育を実施するとともに，

住民との信頼関係を高めていくことが重要です。そうした経験を積み重ねていくことで，アイスブレイクのために特別な時間を割く必要もなく，その場にいるだけで会場の空気をほぐすことができるような，"できる保健師"になることを目指しましょう！

◦ 長原's アドバイス

1. 目的や内容に合ったアイスブレイクを選択しよう
・教育内容やその後の活動方法に合わせる。
・対象の特徴や時間に合わせる。
2. 率先してアイスブレイクを楽しもう
・楽しい雰囲気は，保健師がつくる。

アイスブレイクの持ちネタが増えたね。
どれも楽しそうだ。

せっかくだから，会場づくりも見直してみたいなあ。

効果的な会場設営の方法も考えてみようか。

● 健康教育を進めやすい会場設営

　ライブ感を高めるためのテクニックや，アイスブレイクの技法を学び，取り組みはじめた新任期保健師の小林君。健康教育のスキルアップを着実に続けています。さらに参加者の学習意欲が高まるような，効果的な会場設営の工夫を学びます。

会場の影響って大きいんでしょうか？

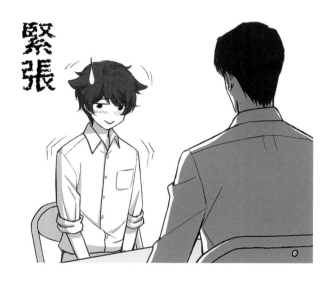

最近では環境心理学でも，その影響が検証されているね。

深く考えずに設営していたかも。

会場設営は，保健師の技術の発揮しどころだよ。

会場設営の工夫で場の雰囲気が変わる

　健康教育が巧みな保健師の動きをよく観察してみてください。事前準備，特に会場設営には，かなり気を配っていることが分かります。**参加者の着席する場所や椅子，机などの配置を変えるだけで，会場の雰囲気や参加者の意欲は変わります。**例として，特定保健指導や健康相談などの個別指導の場面では，対象者の真向かいよりも，90度から120度の角度で，正面から少しずらして座ると良い，と習ったかと思います。対象者の緊張が軽減され，本音で語りやすくなり，効果的な指導につながるからです。

　また最近では，着席位置だけでなく会場の広さや色などが人の心理に与える影響を研究する「環境心理学」という学術分野にも注目が集まっています。

　優れた保健師は学術的な知見や経験を生かし，場や目的にかなった会場設営をすることができるのです。

会場設営の種類と特徴

健康教育を行う会場設営の代表的な例として次のようなものがあります。

❶教室（講義）型
❷ロの字型
❸Uの字型
❹島型（小グループ型）
❺正餐型
せいさん

開催する健康教育の規模や目的，内容に応じて，会場設営の種類を選ぶとともに，その特徴や長所・短所を踏まえて健康教育を行うことが大切です。

また，新型コロナウイルス感染症などへの感染対策を含め，対象者の安全を確保するための対応が必要なことは言うまでもありません。だからといって過剰防衛になってしまうと，物々しく落ち着かない雰囲気になってしまいます。原則はしっかりと押さえつつ，感染予防も考慮した「安全」と心理的な「安全」のバランスを考えながら会場作りをしましょう。

❶教室（講義）型

最も一般的な配置です。学校のように全ての机と椅子が正面を向いているレイアウトです（図5-3）。講演会やセミナーなど，1人の講師が大人数に向かって講義をするのに適した配置です。参加者の自由度が低いため，資格試験やテストなどを行う場合にも選ばれます。話をする保健師側の視点からは，参加者全員の顔を一目で見渡せ，反応や集中の程度を確認しながら進めることができます。

机があれば比較的長時間でも問題ありませんが，ない場合には資料の確認やメモがとりづらく疲労度が上がります。事前にバインダーなどの下敷きを用意したり，実施時間を短く設定するなどの配慮が必要になります。

長所：大人数に対し反応を確認しながら話をすることができる。
短所：参加者同士の交流がしにくい。

❷ロの字型

字のとおり，長机をカタカナの「ロ」の字型に配置したものです（図5-4）。会議などでは，この形が一般的です。参加者全員が顔を合わせながら意見交換できます。テレビなどで，国の会議や国際会議などの改まった場面で目にすることがありますよね。参加者同士に物理的な距離があるので，レイアウトの規模の大きさに比例して心理的にも緊張感が生まれます。地域のネット

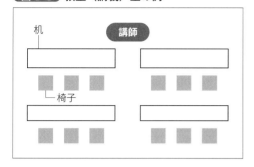
図 5-3 教室（講義）型の例

机

講師

椅子

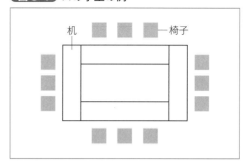
図 5-4 ロの字型の例

机 ── 椅子

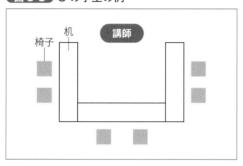
図 5-5 U の字型の例

椅子　机

講師

ワーク会議や重役が集まるような格式が求められる集いにはふさわしいのですが，健康教育には向きません。

　また，話し手の声の大きさや聞き手の聴力によっては発言が聞き取りにくくなるため，事前にマイクやスピーカーの手配が必要です。

長所：参加者全員がお互いの顔を見ながら参加できる。
短所：心理的な距離感，緊張感が高くなる。

❸U の字型

　コの字型とも言います。ロの字型の一辺を抜いた状態にイスと机を配置するものです（図 5-5）。どの席からも正面が見やすいので，プレゼンや報告などの場面では，この形が一般的です。机のないところにホワイトボードやスクリーンを置き，確認しながら進めます。空いたところから話し手や補助役が内側に入り，参加者それぞれの様子を確認できるという利点もあります。講師の説明だけでなく，ワークや作品作りなどの活動がある場面に適しています。

長所：講義の聞きやすさと，個人作業のしやすさを両立できる。
短所：参加者同士の交流は隣同士の範囲にとどまる。

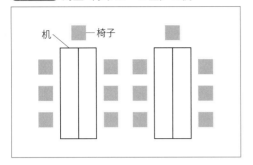

図5-6 島型（小グループ型）の例

机——椅子

図5-7 正餐型の例

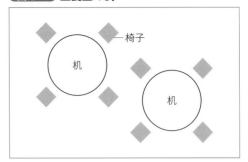

——椅子

机

机

❹島型（小グループ型）

長机を2つほど組み合わせ，4人から6人程度で着席してもらいます。会場に「島」のようなかたまりが複数配置されるので島型と呼ばれます（図5-6）。ロの字やUの字型と比べ，参加者同士の話し合いや交流がしやすくなります。

健康教育においては，一方的な講義形式よりも，話し合いや協働作業を意図的に設けることで，参加者のネットワーク化を促進させ，学習効果が高まることが分かっています。

人見知りの参加者も少しずつ打ち解けることができ，グループダイナミクスの醸成につながりやすい配置と言えます。島と島の間は平行にするだけでなく，会場の広さに余裕がある場合はハの字型にすると死角を減らせます。

長所：講義とグループ活動をバランス良く行える。
短所：会場にある程度の広さが必要。

❺正餐型

正餐型は，結婚式やパーティのように，円卓を座席で取り囲み，それを会場に複数配置するレイアウトです（図5-7）。

丸テーブルの場合はいずれかが死角となり，ホワイトボードなどの媒体が見にくくなる席ができてしまいます。このため，健康教育で実際に活用する機会は少ないかもしれません。

一方で，参加者同士の話し合いや作業が中心となる，ワークショップ形式の事業には向いています。

長所：地区組織活動などで，意見や新たなアイデアが出やすい。
短所：丸型のテーブルや教材の準備が必要。

会場設営が，そこまで考えられていたとは！

 うまい人は，常により良くすることを考えているよ。

 僕も「もっと良くならないか？」を考えなきゃ。

 これまでのやり方や先輩の指示に疑問を持って，自分なりに考えてもいいんだよ。

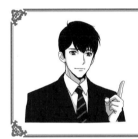

椅子ひとつの配置にも
保健師の技と心意気が現れる。

長原's アドバイス

1. 目的や内容に合ったレイアウトの選択をしよう

・会場レイアウトのバリエーションを増やそう。

2. 各型の長所と短所を踏まえて参加者目線で活用の仕方を考えよう

・参加者目線で着席したときに死角がないかをチェックしよう。

・どうしたら感染症対策と交流感のある内容が両立できるか考えてみよう。

● グループワークがはずむコツ

　健康教育にディスカッションを取り入れたいなと思ったことはありませんか？　しかし実際にやってみると，意見がなかなか出なかったり一部の人が喋り続けたり……意外に難しいですよね。意見交換の場で，発言しやすく良いアイデアが出しやすくなるグループワークのテクニックを学びましょう！

食推さんと食生活改善に向けた活動計画を立てようとしたんですが，意見が出なくて……。

気軽に発言できる雰囲気づくりはしてみた？

はい，いい感じだったのに意見交換でピタッと止まってしまって……。

参加者が意見を出しやすくする工夫も必要だね。

　小林君のように，せっかく住民さん主体で企画を考えてもらいたいと思っているのに，話し合いやグループワークを活発に運営できないといったことはありませんか。参加者がいきいきと楽しく意見交換できるためには，発言しやすく良いアイデアを出しやすい場の条件を整える必要があります。次のポイントから普段の会議やグループワークを振り返ってみましょう。

その１：意見を出しやすい雰囲気がある。
その２：アイデアを出しやすくする仕掛けがある。

意見が出しやすい場とは？

　「忌憚のないご意見をどうぞ！」と，進行の際に力強く押してくる方がいます。でも，内心は「いや，そうは言ってもめちゃめちゃ発言しにくいんですけど……」と困ることはありませんか。そのような場で，意見を出せと言われても，すぐに出せるものではありませんよね。
　それでは，発言しやすい場とそうでない場の違いって，何でしょうか。「心理的安全性」の観点から考えてみましょう。

「心理的安全性」の定義と意義
　「心理的安全性」（psychological safety）とは，組織の中で自分の考えや気持ちを誰に対しても安心して発言できる状態のことです。組織行動学を研究するエドモンドソンが1999年に提唱した心理学用語で，「チームの他のメン

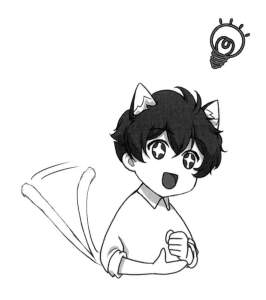

バーが自分の発言を拒絶したり，罰したりしないと確信できる状態」と定義されています[1]。

　熱心な議論は良いことですが，必要以上に感情的，批判的な意見が交わされているような場で，発言がためらわれるのは当然です。「こんなこと言ったら能力が低く，このチームにふさわしくないと思われるのではないか」，このように思ってしまう状態は，心理的に「安全」ではありません。ありのままの自分でいられる心理的に安全な場でこそ，参加者の思考が活性化され，良いアイデアが出るのです。

心理的安全性を高めるための工夫の例

　それでは，心理的安全性を高めるには，どうしたら良いのでしょうか？　そのための具体的な工夫の例を挙げます。

☐**大切さを事前に進行役と共有しておく**
☐**グランドルールを示しておく**

　グランドルールとは，会議や研修などにおいて円滑で安全な運営をするために，あらかじめ主催者と参加者の間で取り決めておくルールのことです（図5-8）。このグランドルールを会議や研修の場に示しておくことで，他の参加者の意見を尊重する態度や姿勢を取るよう促します。

　議論が白熱すると，参加者がこの約束を忘れてしまうこともよくありますので，ルールを書いた紙を会場に貼っておき，様子を見て「皆さん，お約束を忘れていませんか」と声掛けするのも良いですね。

図 5-8 グランドルールの例

グランドルール

- さえぎらない，急かさない
- 肯定的な反応
- 多様な意見を歓迎する
- エピソードは他の人に漏らさない

図 5-9 「Cx3BOOSTER®」（シースリーブースター）

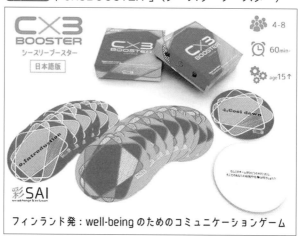

一般社団法人コミュニケーションラボラトリーが制作・販売しているコミュニケーションツール。カードを使ったロールプレイを通じて自然で多様な自己表現と傾聴・尊重・受容を促すことで，信頼関係に基づく「協働的・創造的チーム」を作ることを目指します（https://www.wbc-labo.jp/cx3booster-cx3mini）。

☐ 可能な限り進行のサポート役を配置する

☐ アイスブレイクを行う

アイスブレイク（➡ p.82）にも，心理的安全性を高める効果があります。私たちは「Cx3BOOSTER®」（シースリーブースター：図 5-9）のような，心理的安全性を遊び感覚で高められるツールを活用しています。

ブレインストーミング・カードでアイデアを出してみよう！

アイデア出しの基本中の基本の技法として「ブレインストーミング」（以下，ブレスト）があります（➡ p.19）。ブレストでは，他の人のアイデアに刺激を受けて普通では考えつかないアイデアを生み出す相乗効果が期待できます。

図5-10 ブレインストーミング・カード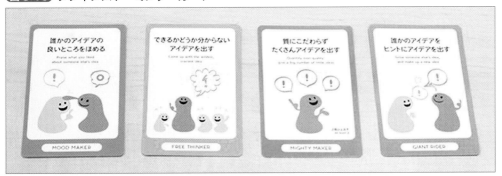

4色のカードにブレストの4つのルールが記されている。詳細はアイデアプラント社Webページ参照（ https://ideaplant.jp/products/bc/ ）

ただ，住民さんを対象とした健康教育では，初めてブレストをするという参加者も多いですし，説明を受けてすぐ実践するのは難しいもの。そんな場合には，ブレストの4つのルール「ほめる」「自由奔放に言う」「一度に2個のアイデアを出す」「便乗する」をカードにした「ブレインストーミング・カード」（図5-10）の活用がおすすめです。私たちもアイスブレイクやブレストの練習，ウォーミングアップなど，本編に入る前の導入部分でよく使っています。ゲーム感覚で楽しくブレストの基本姿勢を習得できます。

　まず，発想のお題を選びます。決めやすいようにいくつか面白そうなお題を用意しておいて，その中から選んでもらうのもスムーズです。例えば，創造工学者の石井力重氏のワークショップでは，こんなテーマが示されます[2]。

「傘を忘れないようにするには」
「楽しく仕事をするにはどうすればいいか」
「家族・恋人との会話がだんだん減ってきた。どうすれば，今の倍の会話量になるだろうか」

　ブレストのグループは4人1組が望ましく，7人以上になると効果が低下すると言われていますので，進行役がうまく人数を調整してあげてください。
　次に，トランプのように各メンバーが4色のカードを持ち，お題に対するアイデアを出していきます。手持ちのカードに示されたブレストのルールを使って意見を言えたら，カードを場に捨てることができます。制限時間5分で，最も多くカードを場に出せたグループが優勝です。

アイデア出しはどんな場面で活用できる？

　おもしろ健康教育研究所でも，これまでさまざまなアイデア出しのワークショップをお手伝いさせていただいています。

- ・子育てに関する情報を対象者に届ける
- ・乳幼児が家庭で歯磨きをする割合を増やす
- ・保健福祉サービス施設の利用者を増やす
- ・地域包括支援センター間の情報共有をしやすくする

　どのテーマも皆さんには身近なテーマですよね。いずれの回もたくさんのアイデアが生まれました。こういったアイデアを事業化するためには，コストや収益性，人手の確保，技術の調達など，さまざまな視点からブラッシュアップしていく必要があり，実現までには手間も時間もかかります。

　第1章（➡ p.18）でも述べたように，創造工学の分野では，ブレストのようなアイデア出しの段階を「発散」，実際に使える状態にしていくことを「収束」といい，それぞれに科学的なアプローチが研究されています。

　ワークショップの参加者である保健師や関係職種の方からは，次のような感想もありました。

　「長年対策を検討してきたものの手詰まりになってしまい，もうこの問題は解決できないとあきらめていた。ブレストを行うことで，自分たちでも考えつかなかったアイデアを出すことができ，まだまだ私たちにはやれることがあると気がつき意欲が湧いた」

　「職位に関係なく，リラックスして意見が出せた。いつもは控えめな若手職員から出たアイデアが秀逸で，こんな考えを持っていたのかと驚いた」

　心理的安全性，そしてブレストのようなアイデア出しのスキルを身につけ実践することは，地域住民同士の話し合いを意義あるものにするだけでなく，皆さんの所属する組織の人間関係づくり，エンパワメントにもつながるのではないでしょうか。

○ 長原's アドバイス

1. 心理的安全性を担保する

- ・進行役，スタッフ，参加者と安心して話し合えるルールを共有しよう。
- ・アイスブレイクを有効活用しよう。

2. アイデア出しに，ブレストを使おう

- ・参加者が4つのルールを理解し実践できるよう支援しよう。
- ・問題解決方法の発見は参加者のエンパワメントにつながる。

アイデア出しの技術って，面白いですね！

課題解決のためのアイデアの創造と実践は，保健師の仕事そのものとも言えるからね。
ところで，新型コロナウイルス感染症をきっかけに，これからもリモートによる健康教育の機会が増えそうだね。

はい，まだリモートでちゃんとやれる自信がないです。

じゃあ，健康増進課のみんなで，コツを押さえておこうか。

🔖 **文献**

1）エイミー・C・エドモンドソン著，野津智子訳：恐れのない組織「心理的安全性」が学習・イノベーション・成長をもたらす．英治出版，2021．

2）石井力重：使えるアイデアがあふれ出るすごいブレスト．フォレスト出版，2020．

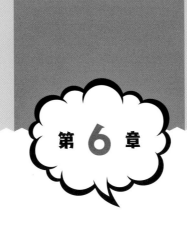

第 **6** 章

健康教育にも新しい波が
押し寄せています！

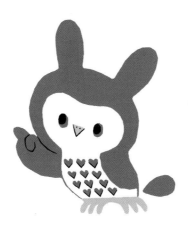

● オンライン講座も面白く

　新型コロナウイルス感染症（COVID-19）をきっかけに，私たちの生活様式は大きく変化しました。最も大きな変化は，オンライン上の交流や会議，健康教育が増えたことでしょう。健康教育も新しい生活様式に合わせてアップデートするチャンスです。

　スムーズで面白い，上手なオンライン健康教育の進め方を学びましょう。

長原

　この間申し込んだ研修会が，オンラインになったよ。

　移動時間がないのがいいですね。

小林

　参加しやすいのは，オンラインの強みだね。

　対面，オンライン，それぞれに良さがありますね。

オンライン健康教育のスキルも身につけよう

　COVID-19の拡大に伴い，集合型の保健事業の開催中止が相次ぎました。開催できたとしても，規模の縮小や時間の短縮を余儀なくされ，これまでどおりの方法で実施できないことに危機感を覚えた方も多かったと思います。

　このような状況下で一般に急速に普及したのが，ビデオ会議ツールを使ったオンライン上のミーティングです。主催者・参加者双方にパソコンやカメラなどの機材が必要であり，双方がある程度操作に習熟していることが求められますが，参加者の移動時間がない，資料が見やすいなどの利点も多くあります。対面とオンライン，それぞれの利点を生かして使い分けられるよう，スマートにオンライン健康教育を進めるスキルも身につけましょう。

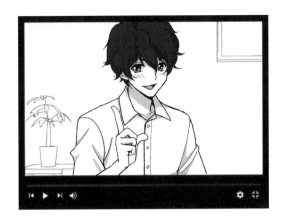

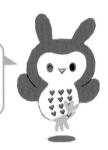

利点を生かしたオンライン上の
アプローチも積極的に活動に
取り入よう！

対面とオンライン，それぞれの強みと弱点を知ろう

　それぞれの形式の特徴を**表6-1**にまとめました。参加者の知識習得の程度を比べると，対面よりもオンラインの方が成績は良いそうです。少し意外に感じますが，資料が見やすく講師の声が聞きとりやすいことや，分からないことはすぐに検索でき，自宅などリラックスした状態で視聴できるので，学習効率が高まるのかもしれません。

　デジタルネイティブと言われる，生まれた時に既にインターネットやスマートフォンがある社会で育ってきた世代は，授業の動画を倍速で視聴して効率を上げることも当たり前だそうです。子育て世代のパパ・ママの情報源も，子どもの世話や家事の合間に視聴できる手軽さもあって，YouTube や X（旧ツイッター）などの SNS が多くを占めるのもうなずけます。学びたい時に，学びたい場所で学習できるということは大きな強みですね。

　一方，オンラインでは，対面に比べてコミュニケーションの種類が限定されるため，お互いの感情が伝わりにくくなるのが弱点です。細かく分けると，ビデオ会議ツールを使ってオンタイムで行う場合と，事前に収録しておいた動画をオンライン上に配信し，参加者が期間内で視聴するオンデマンド方式があります。それぞれの特徴を踏まえて開催方法を選び，弱点はできるだけ補う工夫をします。

表6-1 対面とオンラインの特徴の違い

項目	対面	オンライン
感染予防対策	・体調管理やマスク着用を事前に広報 ・3密を避ける工夫（参加者間の間隔を開ける・人数の制限・参加者の向き） ・参加者名と座席の記録 ・会場の事後の消毒 ・入室時の体温測定 ・窓の開放による気温調節 ・非接触体温計，アルコール消毒薬，予備マスクの準備	・不要 （事後に，使用した機器を消毒）
教育の時間	・休憩を挟めば，2時間程度の長時間でも可能	・疲労感を感じやすいため，最大でも90分以内に収める必要がある ・不慣れな人や機器の不具合が一定数あるので，事前に説明が必要 ・動画配信（オンデマンド）であれば，参加者の都合に合わせて途中で区切ったり，複数回視聴することも可能
参加者	・他の目的（健診など）の機会を活用できる →特定の対象を集めやすい →意欲が低い人にも参加してもらえる	・インターネット環境がある，オンライン研修経験があるなどの対象に限定される ・参加意欲のある人に限定される ・遠方，育児や介護，療養中などの状況でも参加できる
コスト	・会場費 ・感染予防対策機材の費用 ・会場までの交通費・移動時間 ・教材・資料の印刷費	・ウェブカメラやインターネット環境などの導入コスト
コミュニケーション	・個（講師）対集団（参加者） ・視覚，聴覚，嗅覚，触覚，表情，雰囲気（空気感）など →感情や思いが相互に伝わりやすい →参加者の関係性によって発言しやすさが左右される	・原則として個（講師）対個（参加者） ・視覚・聴覚 →緊張を感じにくいため，発言しやすい →講師は，参加者の反応がつかみづらい →参加姿勢が受動的になりやすい（チャットや発言機会を設けるなどの工夫が必要）
学習の効果	・態度（やる気・自信）の変容 ・参加者のネットワーキング	・知識の習得 ・対面よりテストの成績が良好との研究結果がある

オンライン健康教育に活用できるツール

　オンラインによる健康教育に活用できそうなツールとして，①「ビデオ会議ツール（双方向の会話のやりとりができる）」と，②「ウェビナー（研修や講義などを一方的に配信する，ウェブ上で行うセミナーを意味する造語）」があります。専用のツールも多く登場しています（Zoom，Webex，Teams，Google Meet など）。

　今回は，これらのツールの中でも国内で利用シェアが最も高いと言われている「Zoom（ズーム）」を取り上げます。Zoom は，ウェビナーとビデオ会議の両方の機能がある上，録音や録画もでき，たいへん使い勝手の良いツールです。保健師の活動に取り入れるとすれば，離れた事務所同士の会議や，家庭訪問です。直接会えない対象者へのアプローチとして，電話に比べ，表情や自宅

の様子など，画像を通してより多くの情報を入手することも可能でしょう。離れた施設にいる管理者やスタッフにアドバイスを求めたり，打ち合わせを行ったりと，業務の質向上や効率化にもつながりそうです。

　行政では情報漏洩などの事故防止のために，インターネットデバイスの機能や使用が制限されている場合もありますが，専門家の適切な助言のもとで安全にICT化を進めたいですね。

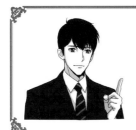

時代のニーズに合わせて活動を
創造する。それが保健師です。
保健師活動を見直しアップデート
するチャンスかもしれません。

オンライン開催の特徴は？

　多くの方がオンラインを使用した会議や研修会を経験されていると思います。その際，率直にどんなことを感じたでしょうか。私たちはこんな感想を聞きました。

> テレビを見ながら家事をするような，片手間の流し見になる。内職しちゃう。

> 画面をじっと見ているのは，意外と疲れる。続けての視聴は，1時間が限界。

> 話し合いなどでは，相手の反応が分かりにくい。カメラオフだと，さらに話しづらい。

> 独り言を言っているようで，伝わっているか不安になる。

> 目の前に人がいないから，対面より緊張せずに発言できる。

> 自宅から気軽に参加できる。

> 移動時間がかからないので，スケジュールが組みやすい。

参加者としての経験はとても貴重です。効果的なオンライン講座を実施するためには，自分自身が参加者として，いろいろなオンライン講座を経験するのが近道です。気づきは即，主催者として実施する時の配慮事項として活かしましょう。オンライン講座への満足度を下げず，高評価を得るための対策を次にまとめました。

事前準備編
見栄えも大事な要素

メラビアンの法則によれば，人は相手に関する情報の6割以上を見た目（ノンバーバルコミュニケーション）から入手しているそうです。オンラインでは身だしなみなどに加えて，カメラ写りを意識することも参加者への説得力を増すための重要な準備です。

カメラを通して画面に映った自分の姿を確認しよう

☐ カメラを見た時，目線が正面かつ水平になっているか
（顔が正面から映るようにする）

カメラの位置が，水平より少し上にあるくらいの方が，感じ良く映ります。高さの調整も怠らないようにしましょう。

☐ 上半身全てが入っているか
（顔だけでなく手の動きも入るようにカメラを調節）

手の動きが画面に映ることも大切です。画面を通して取れるコミュニケーションは，視覚と聴覚に限定されます。ジェスチャーなどで気持ちを伝える手段を増やすのがコツです。

自分に関する表示を確認しよう

☐ 他の参加者に名前と所属が分かるように表示しておく

表示される名前の設定が「○○市」「健康増進課 No.1」のように所属やパソコン名になっている場合には，名前の横の「詳細」をクリックして「名前の変更」を選択して修正しておきます。「所属＋氏名」が一般的です。

参加者として出席する場合には主催者の指示に従い，主催者の場合には事前に変更を依頼しておきましょう。

☐ プロフィール画像を変更する

オンライン会議に慣れてきたら，チャレンジしてみましょう。同じく「詳細」

の中に「プロファイル画像を追加」がありますので，変えておくと参加者に親近感を持ってもらえます。また，初対面の方が多いミーティングでは，話題のきっかけになります。

□ 背景画像を変更する

　勤務先で広報しているキャラクターなどの画像を設定している方も多いですね。かわいらしく目を引くのですが，画像やイラストが多すぎるとそちらが気になって話の内容が頭に入ってきにくくなってしまいます。なるべくシンプルなものを選び，自分に似合うカラー画像などを事前に確認しておきましょう。

　色彩心理学の活用も有効です。相手に与えたい印象に合わせて服を選ぶように，優しい雰囲気を出したいならピンクやオレンジなどの暖色系，会議や交渉ごとなど落ち着いて進めたいときはブルーやグリーンなどの寒色系を使うと，自信を持って臨めます。当日の服装とのコーディネートもいいですね。

お願いごと，約束ごとを参加者と共有しておく

　オンライン会議や研修を主催する場合には，参加者に協力してほしいことをパワーポイント1枚にまとめ，開始前画面にしておきます。当日パワーポイントを使うのであれば，スライド画面の1枚目に入れておくとスマートです（図6-1）。

　案内画面に示すと良い依頼内容の例を示します。

・名前の表示（例：フルネームで，ニックネームで，所属を入れて，など）
・ビデオはオン，マイクはオフで参加（参加者の生活音や話し声が入るため）
・チャット画面を表示（メッセージの送受信や，それぞれの音声トラブルに対応するため）

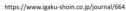 Zoom 開始前の案内例

講座の開始までしばらくお待ち下さい

● ビデオオン，マイクオフでご参加ください
● 内容の録画・録音はできません
● 資料配付，質問対応はチャットで行います
　チャット画面を表示してください
● 所要時間は40分程度です

右の二次元バーコードから参加者
アンケートにご協力ください
https://www.igaku-shoin.co.jp/journal/664

・参加者個人での録音，録画はできないこと
・参加者アンケートフォームの URL や二次元バーコード

原則ビデオオンで参加していただくのがおすすめ

　対面の健康教育では，参加者の反応を見ながら内容や方法を変えますよね。困った表情をしていたら説明の仕方を変えたり，疲れた様子だったら休憩を入れてリフレッシュしてもらったりするのですが，オンラインでは難しくなります。できるだけビデオオンで参加していただくことで，参加者のうなずきや表情などの情報を得ることができるので，少しやりやすくなります。さらに，参加者に小さな緊張感を持ってもらうこともできます。

　リラックスした環境から参加できるのがオンラインの強みですが，ビデオオンとすることでゆったりしすぎて居眠りや内職を……ということになりにくく，集中力を保てます。

実施中
画面に綺麗に映ると，自信を持って話せる！

　講師の印象が良いと説得力が増し，講座が参加者にとってより価値のあるものになります。オンラインだからこそできる工夫もありますので，ぜひ活用してみましょう。

▢ なるべく明るい照明の部屋で行う，または専用のライトを使う

　場所選びも重要な要素です。窓に向かった顔に光が当たる場所で行うことや，明るい照明のある部屋を選ぶことも，効果があります。顔に影ができると表情が読み取りにくくなり，また暗い印象を与えてしまいます。講師として登壇する機会が多い方は，動画撮影用の LED ライトの使用もおすすめです。

▢ Zoom のビデオフィルター機能を使う

　Zoom には，写っている人物を装飾するフィルター機能があります。顔のトーンが明るくなり，肌の質感もなめらかに綺麗になります。なんと，自動で眉や口紅をつけてくれるお化粧機能もあります。

　「お疲れ顔だからあんまりカメラに映りたくないな」という気分の時もありますが，そんな気持ちは表情に出てしまいます。画面映りが良くなることで自信を持って堂々と話せます。

❶「設定」から「ビデオ」を選択し，
❷「ビデオフィルター」と「低照度に対して調整」をオンにする（図 6-2）。

図6-2 Zoom のビデオフィルター機能の使い方

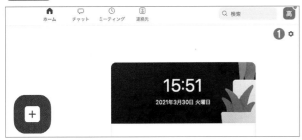

Zoom スタート画面右上の歯車（設定）マーク（❶）をクリック。左のメニューから「ビデオ」を選択する。

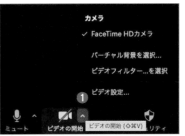

Zoom 開始中の場合は，ビデオ（マイク）ボタン右横の「^」（❶）をクリックして，「ビデオ（オーディオ）設定」をクリック。左のメニューから「ビデオ」を選択する。

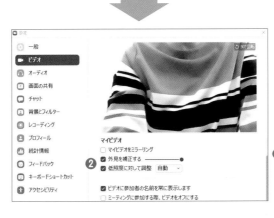

❷「ビデオフィルター」の「外見を補正する」と「低照度に対して調整」にチェックを入れる。

☐ パワーポイントに自分の姿を重ねて表示する

　事前に収録した動画を放映するオンデマンドを録画する際にぜひ使って欲しいのが，Zoom の背景にパワーポイントのスライドを表示する裏技（図6-3）です。

　対面時のように，パワーポイントの前で保健師が話をしているような画面になります。テレビ番組などでコメンテーターが小さな窓から見えるように編集されている「ワイプ」のようで，かっこいいですね。

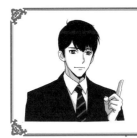

オンラインでも工夫次第で，
思いは通う。
新しい風に保健師の技を乗せて
発信しよう。

図6-3 Zoom の背景にパワーポイントのスライドを表示する方法

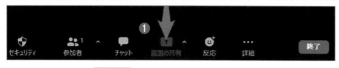

❶画面下の「画面共有」のボタン
をクリック

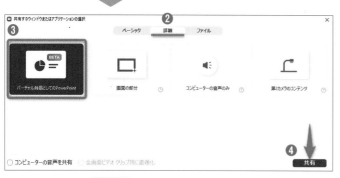

❷上部タブから「詳細」を選択
❸「バーチャル背景としてのスライ
ド」を選択
❹「共有」ボタンをクリック

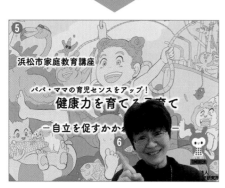

❺背景にしたいファイルを選択して「OK」
❻自分の画像の大きさを，クリック＆ドラッグで調整

○ 小林君's アドバイス

1. オンラインの強みと弱みを知ろう

・強み：知識の習得だけならオンラインの方が効果的。

・弱み：気持ちや想いが伝わりにくく，自信ややる気の向上には向かない。

2. 使えるコミュニケーション技術を最大限に活用しよう

・表情や身ぶり手ぶりなどの上半身の動きを意識してみよう。

・ビデオオン（画面上に顔を出す）での参加をお願いしよう。

うわっ，美肌機能で長原さんがつやつやに！

これもオンライン時代の身だしなみなのか……。

メンズの美容に対する意識も上がってますからね。

いろいろ教えてもらわないと（笑）。

● 健康教育の達人は流行に敏感

　保健師活動の現場では，健康教育の効果を，理論やモデルを使って戦略的に高めようという考え方が広がっています。そこで健康教育のアップデートにつながりそうな，気になるキーワードを紹介します。

それ，最新型のスマホですね。

SNS のレビューも良かったから，変えてみたんだよ。

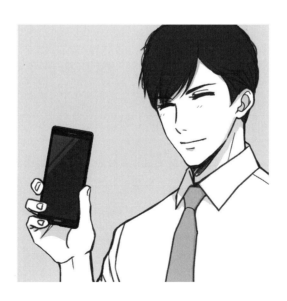

長原さんって意外と流行に詳しいですよね。

やっぱり保健師はアンテナを高くしておかないと。

できる保健師はアンテナが高い……健康教育もね！

　保健師は，「人や組織をつなぐ」専門家です。住民支援に関わるさまざまな分野の担当者たちとコミュニケーションを取り，まとめあげること。このような役割を果たす人のことをジェネラリストと言いますが，ジェネラリストは常に最新の情報を把握し，幅広い知識に精通していることで，有効に機能します。

　いい仕事をしている職場の先輩たちを思い浮かべてみてください。できる保健師はおしゃれや楽しい話題に事欠かず，生き生きとしているものです。流行にも敏感で，保健師活動にも積極的に新しい知見を取り入れる姿勢を持っています。私たち「おもけん」が活用している，みなさんのスキルアップに役立ちそうなキーワードを紹介します。

❶ヘルスコミュニケーション
❷ナッジ理論
❸ゲーミフィケーション
❹バックキャスティング

❶ヘルスコミュニケーション

　ヘルスコミュニケーションとは，医療・公衆衛生分野を中心とした新しい学問領域です。2011年には，「日本ヘルスコミュニケーション学会」が設立されました。これまで医学は，生物学やデータ（検査）に基づいて診断や治療を行ってきましたが，人々の生活が近代化することで疾病構造が変わり，生活習慣病が増えました。投薬や手術などの処置だけでは治療できない患者さんが増えているということです。

　そこで，生活習慣病の予防や治療においては，患者をより望ましい行動に促すためのコミュニケーションも治療の一環と位置づけ，医療従事者はそのために必要なスキルを習得するべきであるという考え方が現れました。

時代が保健師の活動に追いついてきたんですね
（ドヤ顔）。

ヘルスプロモーションの原点とも言えるね。

［健康教育への生かし方］**健康教育の計画・評価に活用できそう**

　ヘルスコミュニケーション学の定義として「科学的であること」が求められています。科学的であるためには客観性と再現性が大事だと言われています。言い換えれば，実施する健康教育の方法や内容が，どのような根拠に基づいているのかを他の人に説明できるとことが大切です。**健康教育は経験，直感に頼る部分が大きいのですが，健康行動理論（➡ p.12）を使って論理的に計画，実施するプロセスを大切にしましょう。**

❷ナッジ理論

　ノーベル経済学賞を受賞したダニエル・カーネマン博士（行動経済学）が提唱する理論です。「ナッジ（nudge）」のもともとの意味は，「ひじで軽くつつく」という意味です。**強制されなくても良い行動が取れるように人を促す仕組みを科学的に考えるもので，ナッジ理論もその1つです。**自治体での活用事例も年々増えています。

ナッジの代表的手法「EAST」

　ナッジにはさまざま手法がありますが，代表格が「EAST」です。「Easy（簡単，簡潔に）」「Attractive（魅力的，印象的に）」「Social（社会性に働き掛ける）」「Timely（適切なタイミングで）」の頭文字を取ったものです。

　「印象的に？　適切なタイミングで？　そんなのいつもやっている！」と思う人もいるかもしれませんが，毎年使いまわしていた案内のチラシを手直ししただけでは，ナッジとは言えません。**行動してしまう仕掛けを科学的に，または論理的に説明できるか，その結果，成果が数字に現れるかどうかが大切です。**

［健康教育への生かし方］**企画・実施に EAST を活用しよう**

Easy：健康教育の申し込みを簡単にすることや，表現・内容を易しくするなど。

（例）スマホから二次元バーコードで 24 時間いつでも申し込める，健診のつ

いでに申し込める。

Attractive：健康教育に参加すると得する，楽しそう，かっこいい，選ばれた人しかいけない特別もの，などの魅力を感じられるようにする。

（例） 募集案内のキャッチコピーを工夫する。

「毎年人気で抽選になる講座です」

「ネットで話題の○○が無料で学べます」

Social：他の人はどうしているかを伝える。

（例） 募集案内に次のような情報を加える。

「40代女性の70%以上が無理なく減量したいと考えています」

「定年退職後の方の70%が老後も続けられる運動を学びたいと思っています」

「講座に参加した方の70%以上が半年後も運動を継続しています」

Timely：適切なタイミングで情報提供を行う。

（例） 健診の結果通知に合わせて案内チラシの配布や電話かけを行う，健診結果の説明会を行う。

（例） スマホのショートメールやLINEなど見やすい方法でリマインドする。

❸ゲーミフィケーション

ゲーミフィケーションの意味は「ゲーム化」です。**対象者がゲーム感覚で取り組みを楽しんでいるうちに成果を上げられるようにする教育手法のことです。**ゲーム化の要素として活用するのは，報酬獲得やレベルの向上，参加者間の競争の手法です。遊びを活用したナッジとも言えるかもしれません。

例えば，禁煙期間やウォーキングを競うようなイベントなどが分かりやすい例です。取り組みの期間の長さを個人やグループ対抗で競うなど，気の進まないこともゲーム化することで楽しく取り組めます。

［健康教育への生かし方］ **健康教育の内容にゲーム性を取り入れよう**

（例） 学習前の知識の確認を「テスト」ではなく「クイズ」にする。

（例） 課題を達成したらご褒美（インセンティブ）がもらえる仕組みにする。

（例） 同じ課題を持つ人同士の競争心，ライバル意識を刺激する。

❹バックキャスティング

バックキャスティング（Backcasting）は，課題解決のための思考方法です。看護職は支援対象者に生じている問題の解決にあたる専門家ですが，看護師と保健師では少し思考のプロセスが違います。臨床看護では，「病気の原因を特定して取り除く」という思考が軸になります。このように現状を分析し，**現在の延長線上に想定される未来の問題について焦点を当てた考え方を，フォ**

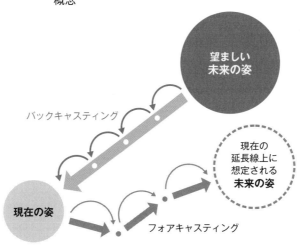

図6-4 バックキャスティングとフォアキャスティングの
概念

表6-2 バックキャスティングとフォアキャスティングの特徴

	バックキャスティング	フォアキャスティング
メリット	・現状を加味せず到達点に行くための目標を設定できる。 ・自由な発想で，前向きにチャレンジできる。	・過去のデータに基づき，現在実現できることを積み上げる。 ・現状における問題点を明らかにできる。
デメリット	・短期的な行動計画には向かない。 ・達成に時間がかかるためモチベーションの維持が課題。	・現状起点で考えるため，現在の延長線上の目標や行動計画にとどまる。

アキャスティング（Forecasting）と言います（図6-4）。

　一方，保健師が行う地域の健康づくりをフォアキャスティングで考えると手
詰まりになりやすくなります。健康は決定要因が複雑に絡み合っているので，
原因を特定してそれを取り除くという臨床看護の思考が馴染みにくいからです。
現状の延長線を考えるのではなく，望ましい未来の姿をイメージし，どうした
らそれに近づけることができるかというバックキャスティングで考えると，地
域にどんなサービスや資源があれば目標が達成できるかを考えられるため，こ
れまでにないような斬新なアイデアを出すことができ，問題解決に近づきます。

　この思考は保健師にとっては当たり前のことで，バックキャスティングを意
識しなくてもできている人もたくさんいるでしょう。どちらが良いということ
ではなく，それぞれが持つ特徴（表6-2）を踏まえ，解決すべき課題の性質
によって使い分けられるとカッコいいですね。

　健康は生涯にわたって維持していくもので，それに伴う努力は並大抵ではな
いのが現実です。この営みを支えるためには，対象者自身が将来に向かってポ
ジティブな未来のイメージを持てることが推進力になります。人は，夢を持っ

ているからこそがんばれるものではないでしょうか。保健師だけでなく，対象者自身がなりたい未来をイメージできるようバックキャスティングで考えられるようにサポートしましょう。

　健康教育では，間食の摂取量が減る，運動量が増えるといった分かりやすい評価に意識が向きがちです。それも大切なのですが，保健師活動の究極の目標はQOLの向上であることをいつも忘れないようにしてください。

［健康教育への生かし方］**対象者と将来の夢，ビジョンを共有しよう**
(例)「健康を維持することで，あなたの夢や未来を実現しましょう」など，対象者が未来をイメージきるよう問い掛ける。

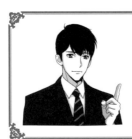

フォアキャスティングと
バックキャスティングを
使い分けられるのは，保健師の強み。
問題解決のための思考がどちらかに
偏っていないか自己点検しよう。

　私たちがこれまでお目にかかった，いわゆる「仕事ができる保健師さん」には遊び心があり，柔軟な思考の持ち主が多いです。現場には頭を抱えたくなるような問題が溢れています。そんな時もあきらめず，ふてくされず，押してだめなら引いてみようと，まるでゲームやパズル感覚で取り組んでいます。まさしくゲーミフィケーション！

　子どものようにキラキラした眼差しで知恵と工夫を凝らして解決する力は，これからも社会に次々と現れる複雑多様で困難な健康課題に対応していく皆さんにこそ必要です。そして，これまでにない新しい方法を知ることは，皆さんの武器になります。保健師活動以外のトレンドにも，ぜひ関心を持って学び続けていきましょう。

◦ **長原's アドバイス**

1. 専門分野にとらわれず社会で話題になっている話題に関心を持とう
・専門分野以外にも目を配ることで健康教育をより良くするヒントを見つけられる。
・ただし，聞きかじりにならないように。看護以外の話題も積極的に吸収しよう。

2. 問題解決のための思考方法を使い分けよう

・健康教育が受け入れられにくそうな対象や無関心層には,「ゲーム化」が効く。

・対象者の方に夢や将来のビジョンを思い起こさせる働きかけを大切にしよう。

新たな理論やモデルを活用していきたいです！

専門性を極めようとして,思考が偏らないようにしたいね。

活用できて,ますますかっこいい保健師になったら,モテモテですね。

都合のいいバックキャスティングは,ほどほどにね。

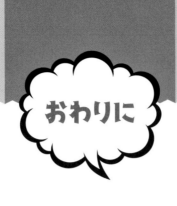

おわりに

健康教育はみんなで 楽しくするもの

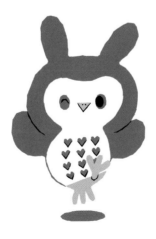

● 自分自身が楽しいと思える健康教育をしよう！

　小林君，長原さんと楽しく学んできた本書も最後を迎えました。私たち筆者も，「実際の職場にこんなイケメンたちがいたらどうなるんだろう，仕事がはかどるかな，それとも気になって集中できないかな」なんて想像しながら楽しく執筆できました。この2人が，皆さんの学びに少しでもお役に立てたら幸いです。

　本書の基となった「保健師ジャーナル」の連載はもともと，健康教育に自信がなく，不安でいっぱいであろう新任期保健師の皆さんに読んでいただくことを想定して始めました。理論的な根拠は大切にしつつ，健康教育を実際に行う時に，皆さんの役に立つような知恵や工夫をシェアすることで応援できたらいいなという気持ちで書きました。

試行錯誤が腕を磨いていく

　保健師活動に関わる技術はどんなに学んでも，これだけ身につけたら完璧ということはありません。どんなベテランになっても，経験を積んでも自身を「完璧」と思っている人はいません。皆さんから見て「完璧」だと思う先輩たちはいつでも「これでいいのかな？」という不安の視点を持って，反省と評価を行い，試行錯誤を繰り返しています。この試行錯誤が，腕を磨いていきます。専門職としての経験とは，勤務した時間ではなく，不安や自信の無さから逃げずに自分と向き合った時間なのです。

　新任期保健師の皆さんは保健師としてのスタートラインに立ったばかり。そんな皆さんに送る言葉はズバリ，「プロとして，不安は持ち続けるべきものである」。成功体験を重ねて自信がついてきたとしても，自分の腕を過信したら，さらなる成長はありません。

仲間と一緒に支え合いながら「楽しく！」進んでいこう

　不安があっても，自信がなくても，大丈夫。住民さんたちのために明日こそいい健康教育をしようとがんばるあなたの周りには，長原さんのように時に温かく，厳しく寄り添って成長を支えてくれる先輩や，あなたと同じように悩みながら，何度も失敗しながら成長しようと努力を続ける，小林君のような仲間がいます。

　保健師活動の現場には，辛いこともたくさんあります。でも負けないで！私たちと一緒に，仲間と一緒に励まし合い，支え合いながら「楽しく！」進んでいきましょう。

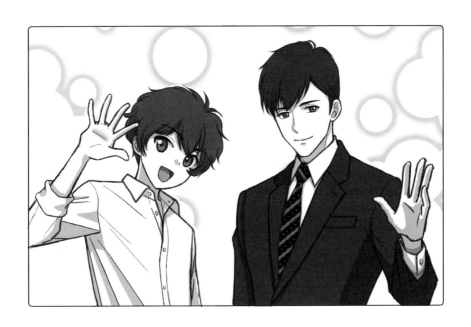

索 引

和文